全国医药中等职业教育护理类专业"十二五"规划教材

U0741737

急救护理技术

主　编　程忠义

中国医药科技出版社

内 容 提 要

本书是全国医药中等职业教育护理类专业"十二五"规划教材之一,依照教育部教育发展规划纲要等相关文件要求,紧密结合护士执业资格考试特点,根据《急救护理技术》教学大纲的基本要求和课程特点编写而成。

全书包括理论部分和实训指导两部分内容。理论部分共分为9个单元,分别介绍了绪论、重症监护技术、心肺脑复苏患者的护理、休克患者的护理、多器官功能障碍综合征患者的护理、理化因素急性损伤患者的护理、输液(血)反应患者的护理、常用救护技术及护理。实训指导中包括4个实训。

本书适合医药卫生中等职业教育相同层次不同办学形式教学使用,也可作为医药行业培训和自学用书。

图书在版编目(CIP)数据

急救护理技术/程忠义主编 . —北京:中国医药科技出版社,2013.8
全国医药中等职业教育护理类专业"十二五"规划教材
ISBN 978 - 7 - 5067 - 6219 - 9

I. ①急… II. ①程… III. ①急救 - 护理 - 中等专业学校 - 教材
IV. ①R472. 2

中国版本图书馆 CIP 数据核字(2013)第 141168 号

美术编辑 陈君杞
版式设计 郭小平

出版 中国医药科技出版社
地址 北京市海淀区文慧园北路甲 22 号
邮编 100082
电话 发行:010 - 62227427   邮购:010 - 62236938
网址 www.cmstp.com
规格 787 × 1092mm 1/16
印张 11¼
字数 212 千字
版次 2013 年 8 月第 1 版
印次 2019年8月第3次印刷
印刷 三河市百盛印装有限公司
经销 全国各地新华书店
书号 ISBN 978 - 7 - 5067 - 6219 - 9
定价 25.00 元

本社图书如存在印装质量问题请与本社联系调换

全国医药中等职业教育护理类专业"十二五"规划教材建设委员会

编 委 会 ▶▶▶ 《急救护理技术》

主　编　程忠义

副主编　宫春梓　叶　茂　李　赟

编　者　（按姓氏笔画排序）

王雪芹（山东省莱阳卫生学校）

王彩霞（天水市卫生学校）

叶　茂（毕节市卫生学校）

邢世波（山东省莱阳卫生学校）

李　赟（天水市卫生学校）

宫春梓（山东省莱阳卫生学校）

程忠义（天水市卫生学校）

编写说明

　　随着《国家中长期教育改革发展纲要(2010~2020年)》的颁布和实施,职业教育更加强调内涵建设，职业教育院校办学进入了以人才培养为中心的结构优化和特色办学的时代。为了落实国家职业教育人才培养的"德育优先、能力为重、全面发展"的教育战略需要，主动加强教育优化和能力建设，实现医药中职教育人才培养的主动性和创造性，由专业教育向"素质教育"和"能力培养"方向转变，培养护理专业领域继承和创新的应用型、复合型、技能型人才已成为必然。为了适应新时期护理专业人才培养的要求，过去使用的大部分中职护理教材已不能适应素质教育、特色教育和创新技能型人才培养的需要，距离以"面向临床、素质为主、应用为先、全面发展"的人才培养目标越来越远，所以动态更新专业、课程和教材，改革创新办学模式已势在必行。

　　而当前中职教育的特点集中表现在：①学生文化基础薄弱，入学年龄偏小，需要教师给予多方面的指导；②学生对于职业方向感的认知比较浅显。鉴于以上特点，全国医药中等职业教育护理类专业"十二五"规划教材建设委员会组织建设本套以实际应用为特色的、切合新一轮教学改革专业调整方案和新版护士执业资格考试大纲要求的"十二五"规划教材。本套教材定位为：①贴近学生，形式活泼，语言清晰，浅显易懂；②贴近教学，使用方便，与授课模式接近；③贴近护考，贴近临床，按照实际需要编写，强调操作技能。

　　本套教材，编写过程中还聘请了负责护士执业资格考试的国家卫生和计划生育委员会人才交流服务中心专家做指导，涵盖了护理类专业教学的所有重点核心课程和若干选修课程，可供护理及其相关专业教学使用。由于编写时间有限，疏漏之处欢迎广大读者特别是各院校师生提出宝贵意见。

全国医药中等职业教育护理类专业

"十二五"规划教材建设委员会

2013年6月

前　言

　　在遇到突然性疾病和意外伤害时，特别是在急救人员到达前，及时正确地组织抢救，开展现场自救和互救，通过有些看似简单的措施进行现场处理，可大大改变预后，降低死亡率。

　　急救护理技术是用现代科学和医学理念对急危重患者实施急救与护理的一门学科，目的是为了挽救患者生命，减少伤残，促进患者康复，提高生命质量。内容包括院外急救、院内急救、危重症监护过程中的心肺脑复苏、理化因素致急性损伤的急救、各科急危重患者的急救等。

　　本书根据中职学生的认知特点，以普及急救基本知识和技能为基本出发点，在内容选择上力求与急救的临床实际及护士执业资格考试接轨，讲述最基本的急救医学知识和技能，覆盖面广，避免与相关专业内容重复。并将各地、各医院已经固定的急救医疗服务体系的建设管理，急诊科的管理等内容做了简述，可作为选学内容。通过要点导航、知识链接、案例、考点提示、直通护考、练习题等模块，介绍新知识，拓展学生视野，突出重点，指出护士执业资格考试的方向，使学生更容易接受、理解、掌握。

　　本书在编写过程中，全体参编人员付出了辛勤劳动，并得到了天水市卫生学校、毕节市卫生学校、山东省莱阳卫生学校等院校的大力支持，在此深表谢意。

　　由于急诊医学发展日新月异，编者水平有限，编写时间较短，疏漏与错误在所难免，恳请广大师生及同仁给予帮助指正。

编者

2013 年 4 月

contents

目 录

要点导航

◎ **学习要点**

1. 掌握急救医疗服务体系；院外急救的原则和现场评估、急救方法、转运与途中监护的注意事项。

2. 熟悉院外急救的性质、任务、特点；急诊科任务、护理工作特点、流程。

3. 了解急救护理学的范畴、形成、发展；急诊科设置、人员与设备管理。

◎ **技能要点**

树立时间就是生命的观点，积极抢救急危重症患者。在学习知识与技能时，渗透自己的情感，关心体贴患者；让学生养成严谨、细致的工作习惯。

第一节　概　述

一、急救护理技术的内容、性质

急救医学是一门重要的临床医学，是现代医学的重要组成部分，目的是及时、高效地抢救各类急危重症患者。是一个国家、地区、医院的管理水平和医疗水平的具体体现。急救护理技术是用现代科学和医学理念对急危重患者实施急救与护理的一门学科；目的是为了挽救

知识链接

急救护理学的范畴

1. 院外急救包括灾害医学和医学监护运输。

2. 急诊科抢救。

3. 院内危重症监护。

4. 急救医疗服务体系的完善。

5. 急救护理人才的培养和科研工作。

患者生命，提高抢救成功率，减少伤残，促进患者康复，提高生命质量，内容包括院外急救、院内急救、危重症监护过程中的心肺复苏、理化因素引起的急性损伤急救、各科急危重症患者的急救等。

随着现代急救医学的快速发展，急救护理的知识技术也在飞速发展，且在社会医疗保健中发挥越来越重要的作用。

二、急救护理的形成与发展

急救是在人们谋求生存和发展的过程中逐步产生的，古人在与自然的搏斗中要受到猛兽的攻击和自然的摧残，受伤后止血、疼痛时用热灰热敷、休息等说明急救是和人类社会发展同步的。

到19世纪中叶，南丁格尔率领38名护士前往战地救护伤员，使前线受伤的英国士兵死亡率从接近42%下降至2%的出色表现奠定了她在现代护理学中的地位。充分说明了有效的抢救及护理对提高伤病员的救护成功率是非常重要的。

20世纪中叶，随着社会的发展，交通事故所致的伤害急剧增加，为使危及生命的急、危、重患者得到及时救治，各国都十分注重现场救护与转运，积极培训急救医护人员和加强院外运输工具的装备。特别是20世纪50年代欧洲发生了脊髓灰质炎大流行，许多患者出现呼吸麻痹，不能自主呼吸，而呼吸机等先进急救技术的应用挽救了许多人的生命。美国于1959年

> **知识链接**
>
> 据美国统计，在第一次世界大战的死亡率为8.4%，第二次世界大战的死亡率为4.5%；朝鲜战争的死亡率为2.5%，由于重视急救医学研究，发展了急救器材和运输工具，使医疗器材得以改进，技术水平大幅提高，在越南战争中（1965～1971）其死亡率下降至2%以下。

批准急救医学正式成为独立医学学科，并配备了先进的医疗器械和运输工具，对急救人员进行系统的培训，形成了特殊的医疗服务体系。使美国的抢救成功率不断提高。

我国急救医学起源于建国初期，早在20世纪50年代，即在大中城市建立了急救站和救护车站，但只是将危重患者集中在靠近护士站的病房和急救室，以便于护士的密切观察和护理；将外科手术后患者先送入术后苏醒室，待清醒后再转入病房。到了20世纪80年代，随着《中华人民共和国急救医疗法》实施、卫生部《加强城市急救工作》

> **知识链接**
>
> 在我国每年约有7000万患者到各地医院就诊，其中7%为急危重症患者，需要立即得到有效救治，而我国从事急诊医学的医护人员远远不能满足需要，因此加强急诊医学教育的基本建设，加强急诊医护人员的培养已成为我国发展急诊医学的当务之急。

文件等一系列法律、法规的颁布实施，各地相继建立了急救中心，各医院也先后成立

了急诊科和（或）重症监护室（ICU），急救医学在我国得到了快速发展。形成了较为完善的急救医疗服务体系，但各地发展并不均衡，特别是广大农村地区许多急诊患者仍不能得到及时救治。

三、急救医疗服务体系

急救医疗服务体系（EMSS）是由院外急救、院内急诊科诊治、重症监护病房（ICU）救治和各专科的"生命绿色通道"为一体的急救网络。院外急救负责现场急救和途中运输救护，急诊科和ICU负责院内救护，它既适合于平时的急救医疗工作，也适合于大型灾害或意外事故的急救。急救医疗服务体系应包括完善的通讯指挥系统、现场救护、有监测和急救装置的运输工具及高水平的医院急诊服务和强化治疗。该系统的组成部分既有各自的工作职责和任务，又相互密切联系，是一个有严密组织和统一指挥的急救网络。实践证明，该体系的建立在抢救患者的生命中发挥着越来越大的作用。

（一）建立、健全急救组织，形成急救网

城市医疗急救网是在城市各级卫生行政部门和所在单位直接统一领导下，实施急救的专业组织。有的地区还将公安、交警、消防及医疗的报警系统整合，建立了联合出动救援模式。医疗急救网承担现场急诊抢救的全过程工作。城市应逐步建立健全急救中心、医院急诊科（室），并与乡镇卫生院、城市社区服务中心（站）等基层卫生组织相结合，组成医疗急救网。

知识链接

英国从1948年开始建立由门诊、诊所、健康中心、急救站和医院所组成的急救网。法国1956年在巴黎首先组成了一个急救系统，1965年建成较完整的EMSS。美国EMSS由警察、消防和医疗救援综合为一体，形成"911"体系。

我国在1987年5月正式承认急救医学是一门独立的医学学科，得到快速发展，EMSS正逐步加强和进一步完善。

1. 卫生院、社区服务中心（站）等组织的主要任务

（1）在急救专业机构的指导下，学习和掌握现场救护基本知识及技术操作。

（2）负责所在地的战伤救护、防火、防毒等知识的宣传教育工作。

（3）一旦出现急危重症患者或意外灾害事故时，在急救专业人员到达前及时、正确地组织抢救，开展现场自救、互救工作。

2. 急救中心（站）的主要任务

（1）急救中心（站）在市卫生行政部门直接领导下，统一指挥全市日常急救工作，急救分站在中心急救站的领导下，担负一定范围的抢救任务。

（2）以医疗急救为中心，负责对各科急危重症患者及意外灾害事故受伤人员的现场和转送医院途中的抢救治疗。

（3）在基层卫生组织和群众中宣传、普及急救知识，有条件的急救中心承担一定的科研教学任务。

（4）接受上级领导指派的临时急救任务。

3. 医院急诊科（室）的任务

（1）承担急救站转送的急、危、重症患者的诊治、抢救和留院观察工作。

（2）有些城市的医院急诊科同时承担急救站的任务。

（二）EMSS 管理

1. 急救医疗服务的组织体系

（1）扩大社会急救队伍，建立健全急救站，使患者能得到及时有效的院外救治。

（2）科学地管理急诊科工作，组织急救医学技术培训。

（3）统一指挥，对突发性的重大事故，组织及时抢救。

（4）战地救护，灾害医学救护，包括：脱离险境、通气、外伤止血、包扎固定、转运等。

2. 急救医疗服务体系的主要参与人员

（1）第一目击者　也就是参与实施初步急救，并能正确地进行呼救的人员。

（2）急救医护人员　一般情况下，救护车上应配备 1~2 名合格的急救人员，参加随救护车在现场和运送途中的救护工作。重大事故灾害现场需要更多的急救医护人员。

（3）医院急诊科的医护人员　患者到医院，由急诊科医护人员进行正确治疗。

3. 建立急救医疗服务通讯网络　现代化急救医疗服务通讯联系，可以说是急救医疗服务体系的灵魂。急救站、救护车与医院急诊科应配备无线通讯设备。畅通的通讯网络，有利于急救工作顺利、及时地开展。

4. 改善城市急救站的条件，配备具有救护装备物品的救护车　每一城市都要成立急救站，大城市应设立一个急救中心和若干分站。救护站通讯畅通，要配备一定数量车况良好、具有必要救护装备的救护车，要有足够数量的急救医护人员编制，要有 1~2 名急救医生随车出发。急救医护人员到达现场进行急救，同时还可以通过通讯网络和就近的医院急诊科和上级取得联系，以便及时得到有关的急救指导并通报现场情况，以及患者即将到达时使急诊科做好必要的准备。

5. 加强医院急诊科建设，提高急诊科的应急能力　应从以下几方面入手。

（1）提高急诊医务人员急救意识和整体素质。通过有计划有组织的业务目标训练，培养急诊、急救专业护理队伍，组织考核、演练，使训练计划落到实处。

（2）建立健全急诊科抢救室的各项规章制度。

（3）推行急诊、急救工作标准化管理。总之，要不断提高急诊科的应急应变能力。

对于急、危、重患者的急救，"时间就是生命"，及时在现场得到正确、有效的初步急救，可使患者在生命体征尽可能稳定的情况下被送到医院进行确定性的治疗。而急救医疗服务体系的有效运行，是患者最短时间内获得救治的保证。

第二节 院外急救及护理

一、概述

(一) 院外急救的性质

1. 院外急救的概念 院外急救又称院前急救或现场急救，是指患者在发病或受伤时，由"第一目击者"或医护人员在出事地点对其进行必要的初步救护，以维持基本生命体征和减轻痛苦的医疗活动和行为的总称。在空间概念上，地点为医院外；在时间概念上，对患者的施救为进入医院前。它既可以是医疗单位闻讯后赶赴现场的救治活动和行为，也可是经过心肺复苏等急救普及培训的红十字卫生员、司机、交通警察以及其他人的救治活动，这是广义的院外急救。狭义的院外急救则专指有通讯、运输和医疗条件的专业急救机构，在患者到达医院前实施的现场救治和途中监护的医疗活动，其概念上的主要区别在于有无公众参与。

> **知识链接**
>
> **"第一目击者"**
>
> 又称"最初目击者"，是指在现场为突发伤害、危重疾病的患者提供紧急救护的人。"第一目击者"包括现场患者身边的人（亲属、同事、EMSS救援人员、警察、消防员、保安人员、公共场合服务人员等），平时参加救护培训并获取相关的培训证书，在事发现场利用所学的救护知识、技能救助患者。

发达国家的社区急救服务，侧重于对重点人群的培训，如警察、消防员、教师和宾馆、旅游、民航、超市以及其他公共场所服务人员，称为对"第一目击者"群体的培训。学习基本的救护知识和救护技能，已成为热心社会公益事业、无偿服务社会的志愿队伍中最重要的系统内容，是社会的进步和需要。

2. 院外急救的重要性 院外急救是急救医疗服务体中第一个重要环节。就危重患者急救全过程而言，包括由伤病员本人及其亲属、朋友、受灾群众以及目击者进行的自救互救，救护车现场急救和途中救护、医院急诊科救治和 ICU 的强化监护治疗。不少患者在遇到突发性疾病或意外伤害时（如出血、骨折等），通过有些看来简单的措施进行现场处理，却可以大大地改变其预后，降低疾病的致残率和死亡率。据世界卫生组织（WHO）统计资料表明，全世界每年的创伤患者，20% 因创伤后没能得到及时的现场救治而死亡。急性心肌梗死患者，有的在发病最初几小时内死亡，而有的因来不及到医院就诊而死于家中或现场。死亡或猝死并非病情不可挽救，而是未能得到迅速的抢救。尤其是对心跳骤停者的救治，相差几分钟就关系到患者的生死存亡。猝死患者抢救的最佳时间是 4min 内，严重创伤伤员抢救的黄金时间是 30min 内。有些患者如果没有得到及时的院外急救，错过了这关键的几分钟，无论院内设备多好，医生医术多高明，患者也难以起死回生。因此，作为未来的医务工作者，在学习急救医学时，更需要学习院外急救知识。

院外急救也是整个城市和地区对于各种灾害的应急防御功能的重要组成部分。

📢 知识链接

☙ 急救知识社会化 ❧

为了提高全民的急救意识，需要在全社会大力推广普及急救知识，使公民增强自我保护意识，减少一切可能发生的伤害，掌握自救及互救技能，在突然发生意外事故时能够应用医学常识就地取材，采取紧急而正确的急救措施，为院前医疗救护赢得时间，才能真正降低院前急救患者的死亡率。因此，院前急救队伍的建设是非常必要的。

（二）院外急救的特点

1. 紧急性 不管是危重患者还是急诊患者，均需立即救治，紧急处理，树立"时间就是生命"的观念，不能拖延一分一秒，做到一有"呼救"必须立即出车，一到现场必须迅速抢救。

2. 随机性和集中性 患者何时呼救，重大事故或灾害何时发生是未知的，故每天的 24h 内，任一时候均应处于戒备状态。在自然灾害、交通事故、集体中毒等意外事件中往往需要处理大批伤病员。

3. 责任性和技术性 急救工作紧张辛苦、工作量大，病种多、病情复杂，要求急救人员要有强烈的同情心和高度的责任心，并具备扎实的知识、熟练的技术和一定的经验。

4. 社会性和协调性 急诊医学是医学领域中一门新兴的边缘学科，这就使院外急救逾越了传统的分科范围。院外急救活动涉及社会各个方面，使院外急救跨出了纯粹的医学领域，这是其社会性强的表现。也要求建立有效的调度和协调系统，在工作中不但要多学科协调，还要和社会各方协调。

此外，院外急救流动性很大。地点分散，急救环境条件差。其付出多、投入高，但经济效益相对较低，以社会效益为主。

（三）院外急救的任务

（1）承担平时呼救患者的院外急救，这是主要和经常性的任务。

（2）承担突发意外事故、灾难或战争时医疗救护任务。

（3）提供大型集会或活动、某些特殊情况，如贵宾来访等时候的急救医疗工作。

（4）利用各种平台和方法，向民众普及急救知识，建立急救网络。

（四）院外急救的原则

院外急救总的任务是采取及时、有效的急救措施和技术，最大限度地减少伤病员的疾苦。主要实施对症治疗，维护生命器官的功能。以救命为主，打好基础，降低致残率，减少病死率。

院外急救必须遵守以下原则。

1. 先救治后运送 过去对于急诊患者，多是"先送后救"，这样常常耽误了抢救时机。现在要求"先救后送"。

2. 急救与呼救并重 急救与呼救同时进行，才可以动员更多人员参与及时的救治工作，尤其是有成批伤员或心脏停搏者的救治。

3. 先复苏后固定 如遇有心脏、呼吸骤停又有骨折者，应首先用胸外按压和口对口呼吸等技术使心肺复苏，直至心跳呼吸恢复后，再进行骨折的固定。

4. 先止血后包扎 遇有大出血又有创口者，首先立即止血，再清理创口进行包扎。

5. 先重伤后轻伤 遇有成批伤员时，应优先抢救危重者，后抢救较轻者。

6. 搬运与医护的一致性 在搬运伤病员，尤其是危重者，要及时、恰当。搬运者与医护人员要互相协调、密切配合，减少患者的痛苦和死亡。途中亦不停止抢救。

（五）院外急救组织体系（EMSS）

院外急救负责现场和途中救护。它是采用先进的现代装备和技术，迅速到达现场实行综合救治措施。这就要求建立和健全急救医疗网络。

各地卫生行政部门要在政府的领导下，组织起由医疗、预防部门、各机关、单位、乡村，包括群众性自救互救的急救网络系统。

遇有意外或危急重症，拨打"120"电话是启动急救医疗服务体系最直接、有效的方法。

急救中心在接到呼救后，应立即派出救护车或合适的交通工具，迅速到达现场实行急救，并将患者送到最近、最合适救治其疾病的医院或 ICU 进行治疗。必要时，可组织由专业队伍、消防、交通、公安，甚至社会各界力量组成的应急防御体系共同救援。

EMSS 是具有受理应答呼救的专业通讯指挥、承担院外急救的机构，它全天 24h 接受呼救电话等各种信息。同时，迅速地派出救护力量，到达现场进行处理。

二、院外急救护理

在院外急救中，护士配合医生共同完成救护任务，同时还是急救的组织者之一。主要的护理工作包括护理体检及评估、护理措施实施、转运和途中监护。三者紧密衔接，构成院外急救的基本护理工作程序。

（一）现场评估

院外急救的基本原则是先救命、后治病，当救护人员到达现场时，应立即果断地判断、处理直接威胁患者的伤情或症状。同时迅速进行护理评估和全身体检。

现场评估时，首先向患者或第一目击者或陪同人问清有无有关疾病，如心、脑血管病等，以及与发病或创伤有关的情况，并立即进行护理体检。护理体检的基本方法是视、触、叩、听、嗅。要特别注意生命体征变化、发现可用护理方法解决的问题。

进行护理体检时。尽量不要移动患者身体，尤其是对不能确定的创伤患者。体检顺序是：①生命体征、意识形态；②一般状态、言语表达、四肢活动等；③以物理检查为基本方法，有重点地进行系统检查。

（二）现场救护

在对患者进行资料收集及体检、迅速作出评估后，护士应与医生一道或协助医生进行紧急处理和护理。包括给患者以合理的体位，保持呼吸道通畅，建立静脉通道、止血、包扎、固定、正确地搬运、维护生命体征的平稳。对不同的专科患者还应针对病情给予必要的护理准备。如需做心电图检查及电除颤者暴露前胸、为烧伤患者除去衣服等。

1. 常规的急救护理措施

（1）体位的放置　在不影响急救处理的情况下，一般可协助患者取平卧位，头偏向一侧，两臂平放于身旁，或屈膝侧卧位。此体位可使患者得到最大程度的放松，并保持呼吸道通畅、防止误吸。放置后应予保暖。对清醒患者，应减轻心理压力，安静休息，如无必要不要反复提问。

（2）建立有效的静脉通路　对需要建立静脉通路者要立即建立有效的静脉通路。如需要并有可能，可以选择应用静脉留置针或锁骨下静脉穿刺插管术。因周围循环不良，静脉穿刺困难或输液速度不能满足急救需要者，可进行静脉切开。

（3）暴露　需在现场处理的猝死、创伤、烧伤等患者，为便于抢救和治疗，需适当地脱去患者的某些衣服、鞋、帽，暴露需要掌握一定的技巧，以免因操作不当加重伤情。

2. 常用的现场救护技术

（1）通气　让患者仰卧于硬质的平面上，如患者是俯卧或其他卧位，须改变患者体位。急救人员用双手在患者头、肩、臀部同时施力，保证身体以脊柱做一轴线转动。切勿使身体扭曲，以免脊柱损伤造成截瘫。将患者置于远离有害气体、通风良好的地方，并保持气道通畅（方法详见第三单元第二节心肺脑复苏患者的护理）。

（2）止血　绝大多数创伤都伴有不同程度的出血。出血过多可危及生命，必须及时有效地止血。

1）出血种类　根据损伤血管的不同可分为以下几种。①动脉出血：血色鲜红，血流急，呈喷射状，并随心脏搏动而断续地向外射出。多发生在断裂血管的近心端。②静脉出血：血色暗红。流出缓慢，呈持续性。多发生在断裂血管的远心端。③毛细血管出血：色浅红，由创面渗出。根据出血的部位可分为以下几种。①外出血：血自创口流出可以看到；②内出血：体腔内出血，要根据临床症状和体征来判断。

2）临床表现　局部有外出血易发现，但在黑暗中或衣服过厚时往往被忽略。根据衣物的浸湿程度，血在地面积聚的多少和患者全身情况判断出血量。内出血应注意局部受伤情况。全身症状：因出血量和出血速度不同而表现不同。严重者可有休克表现如颜色苍白、四肢厥冷、冷汗涔涔、脉细数、口渴及神志改变等。

3）止血方法　根据不同情况，选用指压止血法、包扎止血法及止血带止血法等（详见第九单元常用救护技术及护理）。

（3）包扎　包扎在外伤救护中应用很广。具有保护创面，压迫止血，固定骨折、关节和敷料、药品等作用。

现场救护时所使用的材料要根据当时的情况来选择。

在包扎时应该做到：动作迅速敏捷，部位准确，手法轻柔，包扎牢靠，松紧适宜（详见第九单元常用救护技术及护理）。

（4）固定　固定可以限制受伤部位的活动度，减轻疼痛，防止闭合性骨折变为开放性骨折及骨断端损伤血管、神经甚至重要脏器；也有利于防治休克，便于伤员的搬运、转送。凡疑有骨折的伤员，都应按骨折处理（详见第九单元常用救护技术及护理）。

（5）搬运　把患者从发病现场搬至担架，或从担架搬至救护车、船艇、飞机等，然后再搬下，用担架送到医院内，这个过程就是搬运。搬运是急救医疗不可分割的重要组成部分，患者在现场进行初步急救处理和随后送往医院的过程中，必须经过搬运这一重要环节。搬运的过程虽然短暂，但对患者的预后很重要，处理不当会有严重后果。如脑出血者搬运不当可使出血加重而形成脑疝；脊椎损伤者随便搬动或抱扶行走，可致脊髓损伤，引起截瘫甚至死亡等。

现场搬运要根据当时的具体情况来选择合适的方法和工具。原则是及时、迅速、正确、安全（详见第九单元常用救护技术及护理）。

（三）转运途中的监护

正确的转运对患者的预后也至关重要，有时甚至是复苏能否成功的先决条件。不同的交通工具，有不同的特点，但都要求稳妥、迅速、安全、避免颠簸、不造成新的并发症。

作为运载患者的车辆、船艇、飞机等，不仅是交通工具，同时也是抢救患者的场所。在转运的途中要注意以下方面。

1. 严密观察病情　途中要观察患者的意识、呼吸、脉搏、瞳孔、血压、面色以及主要伤情的变化。

（1）意识　神志有无改变、意识障碍有无加深、有无烦躁不安。

（2）呼吸　注意呼吸频率、节律和深浅度有无改变，有无呼吸困难、被动呼吸体位、发绀及三凹征。

（3）脉搏　与心脏活动和血容量有直接关系。注意脉率、脉律、脉搏的强弱。常规触摸桡动脉，脉搏的微弱或触摸困难者、猝死患者触摸颈动脉或股动脉。

（4）血压　血压过高需立即控制，血压过低说明有大量出血或休克存在。

（5）瞳孔 双侧瞳孔是否等大等圆，对光反应是否存在。瞳孔是否固定，有无压眶或角膜反射。瞳孔不等大说明可能存在颅脑损伤、脑疝，双侧瞳孔缩小或散大与中毒或意识丧失有关，有可能是心脏停搏的表现。

（6）体温 可直接触摸有无皮肤湿冷、发凉，必要时可用温度计测量。

2. 处理危及生命的情况和病情的变化 一般在转运的途中不再处理患者的有关伤情，因为经过现场救护，病情多能得到一定程度的缓解，要尽快送医院给予全面救治。但危重患者病情变化多端，当出现危及生命的情况时，应立即进行抢救。若有心脏停搏，则毫不犹豫地进行心肺复苏。

如果患者的伤情出现了明显的恶化，如肢体包扎过紧，手指、足趾变凉、发紫，应立即调整、重新包扎；远距离、长时间转运患者，止血带需定时放松；患者频繁剧烈的抽搐、呕吐等，都应做相应处理。

3. 心理护理 此时的患者普遍有一种恐惧、焦虑的心理，因而护士要热情体贴，和蔼可亲，言语温柔，给人以充分的信任感，也可给予适度的病情介绍，以减轻或消除其恐惧感。

4. 做好伤病员的交接 安全运送伤病员到达急救中心或医院急诊科时，应向接诊护士详细交班，如伤病员现场情况、途中变化、已采取的急救措施及目前情况等，以便对伤病员做进一步的救治及护理。

院外急救任务完成后，应及时补充急救药品，维护急救仪器，并对救护车进行消毒处理，使其处于完好的备用状态；急救人员待命。

第三节　医院急诊科管理

急诊科是医院的窗口，在社会整体医疗工作中起到重要的作用。急诊科是医院急危重症最集中、病种最多最复杂的科室，是实施院内急救的最主要场所，是所有急诊患者入院救治的必经之地。急诊科除了承担接收急诊患者的任务，既对危及生命的患者组织抢救，对无生命危险的急性患者进行及时有效处理外，还承担着院外急救、意外灾害性事故的抢救工作。工作水平的高低，直接体现了医院的管理水平和医疗护理质量。

一、急诊科的任务与设置

（一）急诊科的任务

1. 急诊 急诊科要24h随时应诊，急诊护士负责接收、预检分诊、参与治疗和护理就诊的患者，随时接收由院外救护转送而来的伤病员，并对其进行及时有效的后续救治。

2. 急救 急诊护士应与医生密切配合，制定各种急诊抢救的实施预案，对生命受到威胁的急、危、重患者或伤员，要立即组织人力、物力进行及时、有效的抢救，必要时在急诊科进行急诊手术抢救生命。遇到突发事件或自然灾害发生时，医护人员要尽最大努力参加有组织的救护活动，前往第一现场，必要时将"流动急诊室"搬到患者身边进行现场救护。同时，参与在医疗监护下，把患者安全地护送到医疗单位进行继续救治工作。

3. 培训 建立健全各级各类急诊人员的岗位职责、规章制度和技术操作规范。培训急诊医学专业医师和护士，不断更新知识，加速急诊人才的成长。

4. 科研 积极开展有关急诊病因、病程、机制、诊断以及治疗、护理方面的研究工作，进一步寻找规律，提高急诊急救质量，分析、研究急诊工作质量的监控。

(二) 急诊科的设置

急诊科合理的布局有利于患者顺利就诊以及最大限度地节省诊前时间。医院急诊科接诊的多是突发性的急、危、重患者，一切医疗护理过程均以"急"为中心，所以急诊科布局要从应急出发，以方便患者就诊为原则。

急诊科位置应独立或相对独立，位于医院的一侧或前部。急诊科应有单独的出入口，门前应有宽敞的停车场和电话通讯设备，入口处应备有平车、轮椅等方便患者使用。

急诊科指路标志必须鲜明、醒目、突出。便于患者寻找识别。白天应有指路标志。夜间应有指路灯标明急诊科位置。

急诊科的门应足够大。门内大厅宽敞，以利担架、车辆的进出及便于较多的患者和家属作短暂候诊时停留。

分诊室设在大厅明显位置，走道要足够宽，一般以两边有候诊人员的情况下担架能顺利通过为宜。室内要求光线明亮，空气流通，要有对讲装置及电话保障。电源设置合理，如有条件要设中心供氧和吸引管道系统。

一般情况下，500 张床位以下的医院设急诊室，500 张床位以上的医院应设急诊科。急诊科的面积应与全院总床位数及急诊就诊总人次成合理的比例。对急诊患者应实行分科式急诊、集中式抢救、监护、留观。好转或病情稳定后酌情决定送院内相应的科室进一步治疗。为此，急诊科应设置以下部门，且每一部门都有相应的制度和规范。

1. 基础设施与布局

（1）预检分诊室 分诊室是急诊患者就诊第一站，故应设在急诊科入口处的明显位置，标志要鲜明，室内光线要充足。面积要足够。预检员一般由有经验的护士担任，具体负责分诊和挂号工作。分诊室要做到快速疏导患者进入各专科诊断室或抢救室，合理调配医护人员，使患者得到快速诊断和治疗。分诊室应设有诊查台、候诊椅、对讲呼叫装置、信号灯等装置，以便及时通知医生进行抢救。备齐常用的医疗器械，如血压计、听诊器、体温计、手电筒、压舌板等，以及患者就诊登记本和常用的化验单等，最好有一定数量的洗手消毒设备。

（2）急诊诊断室　设内科、外科、骨科、妇产科、眼科、耳鼻喉科、口腔科等专科诊断室。室内除备有必要的检查用具和设备外，还需按各科特点备有急诊所需的器械和抢救物品，并做到定期清洁消毒、定期检查其功能是否完好。儿科急诊室要与成人急诊室分开设置，应设有单独的出入口，避免交叉感染。

（3）急诊抢救室　重危患者经分诊后立即进入抢救室，故抢救室应设在靠近急诊科的入口处，由专职急救人员负责抢救。抢救室要有足够的空间，单间面积不应少于$50m^2$，门要高大，以便搬运患者。抢救室内要备有各种抢救设备、物品和急救药品，一般设抢救床 1~3 张。抢救床最好是多功能的，可以升降。屋顶设环行输液架，床头设中心供氧装置及中心吸引装置。有条件的医院应设专科小型抢救室、内科系统抢救室以及外科系统急救手术室。

常用的仪器设备有：心电图机、心电监护仪、呼吸机、多参数监护仪、除颤仪、起搏器、快速血糖仪、移动 X 光机、洗胃机及超声诊断仪等。

常用的物品有：气管插管用品、面罩、简易呼吸囊、洗胃用品、输液泵、微量注射泵、输液输血器、注射器、导尿包、气管切开包、静脉切开包、胸穿包、导管、无菌手套、无菌物品等。

常用的急救药品有：抗休克药、抗心律失常药、强心药、血管活性药、中枢兴奋药、镇静镇痛药、止血药、解毒药、利尿剂、降压药及常用液体。这些药品应放在易操作的急救车内，便于随时推至床旁抢救。

（4）治疗室　根据各医院的不同条件，治疗室包括准备室、注射室、急诊输液室。位置应设在各科诊室的中心部位，治疗室内应有无菌物品柜、配液台、治疗桌、肌内注射和静脉穿刺盘、消毒用品，室内还应有空气消毒和照明设备以及脚踏式洗手池。

（5）清创缝合室　清创缝合室位置应紧靠外科诊断室，设有诊查床、清创台。清创缝合所用的各种用物要备齐，如各种消毒液、清创缝合包、敷料、洗手池、落地灯以及其他照明设备、消毒设施等。

（6）重症监护室　可设 4~6 张监护床，床边应备有监护仪、呼吸机、心电图机、供氧装置、负压吸引装置、轨道式输液架、输液泵及推注泵等设施。由专职医护人员对危重患者进行监护，如体温、心血管功能、呼吸功能、肝功能、肾功能及脑压监护等，发现异常及时处理和抢救。

（7）观察室　由专职医护人员负责，留观对象为暂时不能确诊、病情危重的患者，或抢救处置后需作进一步住院治疗的患者。一般设观察床 30 张左右，观察室患者一般留观 24h，原则上 3~5 天内离院、转院或收住院。

（8）隔离室　隔离室应设在分诊室附近，一旦发现有传染病可疑者。应立即隔离。并通知专科医生会诊。确诊后转送专科病房或医院，并注意消毒及疫情报告。

2. 辅助设施与布局　辅助科室包括急诊挂号室、收费室、药房、化验室、放射科等，辅助科室也应在急诊区域内。

3. 急诊绿色通道 急诊绿色通道即急救生命绿色安全通道，是指对危急重患者一律实行优先抢救、优先检查和优先住院的原则，医疗相关手续按情补办。在我国目前医疗人力资源相对不足的情况下，建立急救绿色通道更能及时有效地抢救患者。

（1）进入急救绿色通道的患者范围 原则上所有生命体征不稳定和预见可能危及生命的各类急危重患者均应纳入急救绿色通道，但具体把哪些患者纳入急救绿色通道各医院有所不同，应根据医院的医疗人力资源、医疗配置、医疗水平、急救制度、患者结构等因素而定。

（2）急救绿色通道的硬件要求

1）方便有效的通讯设备 根据地区不同情况，选用对讲机、有线或移动电话、可视电话等通讯设备，设立急救绿色通道专线，不间断地接收院内、外的急救信息。

2）急救绿色通道流程图 在急救大厅设立简单明了的急救绿色通道流程图，方便患者及家属快速进入急救绿色通道的各个环节。

3）急救绿色通道的醒目标志 急救绿色通道的各个环节，包括预检台、抢救通道、抢救室、急诊手术室、急诊药房、急诊化验室、急诊影像中心、急诊留观室和急诊输液室等均应有醒目的标志，可采用绿色或红色的标牌和箭头。

4）急救绿色通道的医疗设备 一般应备有可移动的推车或床、可充电或带电池的输液泵、常规心电图机、多功能（心电、血压、经皮血氧饱和度等）监护仪、固定和移动吸引设备、气管插管设备、除颤起搏设备、简易呼吸囊、面罩、机械通气机等。

（3）急救绿色通道的人员要求

1）急救绿色通道的各个环节24h均有值班人员，随时准备投入抢救，并配备3~4名护士协助工作。院内急会诊10min内到位。

2）急救绿色通道的各环节人员均应能熟练胜任各自工作，临床人员必须有2年以上的急诊工作经验。

3）急救绿色通道的各环节人员应定期进行座谈，探讨出现的新问题及解决办法，不断完善急救绿色通道的衔接工作。

4）设立急救绿色通道抢救小组，由医院业务院长领导，包括急诊科主任、护士长和各相关科室领导。

（4）急救绿色通道的相应制度

1）急救绿色通道的首诊负责制 由首诊医护人员根据病情决定启动急救绿色通道，通知相关环节，并及时报告科主任

知识链接

首诊负责制度

凡第一个接待急诊患者的科室和医师为首诊科室和首诊医师。遇多发伤、跨科疾病或诊断未明的伤病员，首诊科室和首诊医师应首先承担主要诊治责任并负责及时邀请有关科室会诊，在未明确收治科室前，首诊科室和首诊医师应负责到底。

和护士长或相关院领导，科主任和护士长应随叫随到，组织抢救工作。首诊医护人员

在绿色通道急救要随时在场并作好各环节的交接，在适当的时候由患者家属和陪同人员补办医疗手续。

2）急救绿色通道记录制度　纳入急救绿色通道的患者应有详细的登记，包括姓名、性别、年龄、住址、就诊时间、陪护人员及联系电话、生命体征和初步诊断等。患者的处方、辅助检查申请单、住院单等单据上须加盖"急救绿色通道"的标志，保证患者抢救运输的畅通。

3）急救绿色通道转移护送制度　首诊医护人员在转移急救绿色通道患者前必须电话通知相应环节人员，途中必须有急诊科首诊医护人员陪同并有能力进行途中抢救，交接时应明确交代注意事项和已发生或可能发生的各种情况。

4）急救绿色通道备用药管理制度　急诊科应备有常规抢救药物，并有专门人员或班次负责保管和清点以保证齐全可用。抢救急救绿色通道患者时可按急需先用药，后付款。

二、急诊科护理的工作程序

（一）急诊科护理的工作特点

急救护理是专科性与综合性的统一体，实践性强、操作技术要求高，只有"稳、准、快"才能保证"时效合一"。急救护理工作有以下特点。

1. 发病急骤、时间性强　需急救的患者多为遭受突发意外伤害、突然发病或病情突变者，其病情急、危、重变化快速。能否及时进行有效的救护是抢救成功的关键。这就要求护士要有高度的责任感和敬业精神，分秒必争，迅速处理，争取抢救时间。

2. 随机性大、可控性小　急诊患者的就诊时间、就诊人数、病种及其危重程度均很难预料，尤其是遇到意外伤害，如交通事故、灾害、传染病、急性中毒事件等，患者常集中就诊，因此要求必须保证抢救设备、药品随时处于备用、够用状态；要求急诊护士必须具有应急、应变能力，完善各种应急措施，以使失误减少到最小。

3. 病谱广泛、专业性强　急诊患者疾病谱广泛、病种复杂，病情危、急、重。尤其是疑难病例及复合伤常常涉及多个系统、多个脏器，需要多学科护理知识及技能，这就要求急诊护士的自我素质、护理技术、跨学科跨专业领域知识水平较高，才能胜任急诊工作。

4. 向心抢救、多方协作　由于急诊患者病谱广泛，往往需要多个学科的协调参与。急、危、重症患者抢救时更是常常需要数名医护人员甚至是数科医护人员共同完成抢救任务；此外，灾难医学中的一些情况发生时，如空难、地震、水灾及某些群体发病时，数量多，病情重，需要医院、交通、公安、消防等多个部门协同完成，以合理分流疏散，尽快转运，提高医疗机构的利用率，避免因延误病情导致伤残、死亡。这就要求急诊护士有高度协作精神，懂得协调艺术。

5. 任务繁忙、责任重大　急诊工作的服务对象是需要快速救护处置的危重、急症患者，急诊医护人员长期处在紧张繁忙的环境中，劳动强度大、精神高度紧张，因而要求选派技术水平高、健康、灵敏的医护人员担任。

6. 连续工作、服务性强 急诊科周而复始、连续不断的工作方式使患者随时可以获得医护帮助。急诊科是向所有人开放的医疗工作第一线，是医院的窗口，社会接触面广，医疗中常涉及多种社会因素，而且易成为新闻热点，被公众关注。这就要求急诊医护人员要有很强的组织纪律性和明确的岗位责任制。尤其是护士，要重视与患者及其家属的沟通与交流，懂得心理护理的艺术，使患者满意的同时也为医院带来良好的社会效益。

(二) 急诊科护理的工作流程

完善急诊护理工作流程是加强急诊护理内涵建设、完善急诊医疗体系的一个重要内容。包括急诊接诊、分诊、急诊护理处理三个方面，这些环节紧密衔接，构成了急诊护理工作流程的基本程序。设置科学、高效的急诊护理工作流程，可以使急诊护理管理工作达到规范化、标准化、程序化，最大限度地降低急诊患者的伤残率、死亡率。

1. 急诊接诊 急诊接诊是指医护人员对到达医院急诊科的急诊患者，以最短的时间，用最精湛的医学技术，迅速对患者的病情作出一个较明确的判断。

接诊方法很多，要求预检护士要热情接待，将患者迅速接诊到位。这里主要介绍望闻问触法。

望闻问触法就是医务人员通过自己的眼、耳、鼻、口、手等感觉器官检查观察患者的症状、体征，从而判断病情，以便快速予以救治。

(1) 望 通过观察患者的面容表情、体位、姿态、语言等来判断患者的病情。望诊要细致全面，准确有效，及时发现最需实施救治的体征。常选用整体观察法、局部观察法、对比观察法。

(2) 闻 通过听觉和嗅觉来分辨患者的声音变化和发出的某种特殊气味，以判断患者的相关疾病。包括嗅诊、听诊。

(3) 问 通过询问患者和知情人，以了解疾病的历史和现状。这是认识疾病的开始，有许多疾病靠问诊即可得出初步诊断或确诊。常用的有直接询问法、插问法、倒问法、反问法、顺序法。

(4) 触 通过自己手的触觉，对患者的一定部位进行触、摸、压、按，了解病情的方法。包括切脉、触诊。

2. 急诊分诊 分诊是急诊护理工作中重要的专业技术，所有急诊患者均要通过预检分诊护士的分诊后，才能得到专科医生的诊治。如果分诊错误，则有可能延误抢救治疗时机，甚至危及患者生命，必须要提高分诊工作重要性的认识。

(1) 分诊定义 分诊是指根据患者主诉及主要症状和体征，分清疾病的轻、重、缓、急及隶属专科，进行初步诊断，安排救治程序及分配专科就诊的技术。

(2) 分诊要求 ①急诊预检分诊护士，必须由熟悉业务、责任心强的护士来担任。

②必须坚守工作岗位。③对急诊患者，按轻、重、缓、急依次办理分科就诊手续，并做好预检分诊登记，包括姓名、性别、年龄、职业、接诊时间，初步判断是否患有传染病，患者去向等项目。④遇急、危、重患者立即启动绿色通道。⑤遇成批伤员时，对患者快速检伤、分类、分流处理，并立即报告上级部门。⑥可疑传染病，应隔离就诊。

（3）分诊方法　简要了解病情，重点观察体征，除注意患者的主诉外，要用眼、耳、鼻、手进行辅助分析判断。用鼻去闻，有无异样的呼吸气味，如酒精味、烂苹果味、大蒜味。用耳去听，听患者的呼吸、咳嗽，有无异常的杂音。用眼去看，看患者的面色，有无苍白、发绀、颈静脉怒张。用手去摸，测脉搏，可了解心率、心律及周围血管充盈度；探知体温，毛细血管充盈度；触压疼痛部位，可了解疼痛范围及程度。

根据病情需要，进行护理体检，测体温、脉搏、呼吸、血压，查瞳孔、血尿粪常规、血糖、血尿淀粉酶。急腹症时应进行腹部触诊。

一般急诊应按轻重缓急，根据病情程度，送往相关科室就诊。危重患者应立即送入抢救室进行抢救而后办手续。对患传染病的患者或疑患传染病的患者应到隔离室就诊；遇成批伤患者时，立即向上级报告，请求组织人员抢救及会诊，以保证患者得到及时抢救。

（4）病情等级　分清患者的轻、重、缓、急，决定就诊次序，可以使患者得到及时救治。一般在分诊时将患者分Ⅳ级。

Ⅰ级：危急症。如果得不到紧急救治，很快会导致生命危险，如心跳呼吸骤停、剧烈胸痛、严重心律失常、严重呼吸困难、重度创伤、中毒、老年复合伤。

Ⅱ级：急重症。有潜在危及生命的可能，如心脑血管意外、严重骨折、腹痛持续36h以上、突发剧烈的头痛、开放性创伤、儿童高热等。

Ⅲ级：亚紧急症。一般急诊急性症状不能缓解的患者，如高热、寒战、呕吐、闭合性骨折等。

Ⅳ级：非紧急症。可等候，如轻、中度发热、皮疹等。

初步判断患者的病情级别后，立即安排患者到隶属诊室就诊，并制定出科学的救治程序，最大程度地满足患者的医疗要求。

3. 急诊处理

（1）一般急诊患者处理　由分诊护士送到相关科室，视病情分别送患者住入专科病房、急诊观察室或带药离院。病情复杂难以确定科别的按首诊负责制度处理。

（2）危重患者处理　病情危急的患者立即送入抢救室进行紧急抢救，之后进入急诊重症监护室进行治疗。在紧急情况下，在医师来到之前，急诊护士可酌情予以急救处理，如吸氧、建立静脉通路、心肺复苏、吸痰、止血等。凡是抢救患者都应有详细的病历和抢救记录。病情平稳允许移动时可转入病房；不稳定者可入监护室继续抢救；需要手术者，应通知手术室作准备。不能搬动且急需手术者，应在急诊手术室进行，留监护室继续抢救治疗。

（3）成批伤员处理　遇有成批伤员就诊及需要多科合作抢救的患者，应通知上级部门，协助调配医护人员参加抢救，复合伤患者涉及两个以上专科的，应由病情最严重的科室首先负责处理，其他科室密切配合。

（4）患者转运处理　对急诊患者需要辅助检查、住院、转 ICU、去急诊手术等，途中均应有医护人员陪送监护，并做好交接记录。

（5）患者的血、尿、便、生化检查统一由护工送检。需作 X 线、B 超、CT 等检查应有专人陪送。

（6）严格执行床边交接班制度、查对核对制度、伤情疫情报告制度。

三、急诊科的工作管理

（一）急诊科的人员管理

各医院根据急诊任务的轻重及医院人员总编制情况确定急诊科的人员编制。一般专、兼职人员包括：主任、副主任、主任医师、住院医师；护士长、护师、护士；卫生员、会计、担架员、安全保卫人员及有关医技人员。

急诊医师必须具有 3 年以上的临床经验，责任心强，服务态度好，经医务处（医务部）审核后方可参加急诊工作。凡值急诊班的医师应做到服从急诊科领导，随叫随到，及时参加急诊抢救工作，进修医师和实习医生不得单独值急诊班，实行急诊医师轮转的急诊科（室）应以半年至 1 年轮转为宜，要注意新老搭配，保证急诊科医师专业结构的合理性和工作的连续性，保证急诊工作质量。

急诊护士应具有一定的临床经验，且专业知识扎实、技术熟练、责任心强、服务态度好。卫生员及勤杂人员在急诊患者到急诊区起至离开急诊的全过程，提供一系列必要的服务，包括迎接患者就诊，送患者到就诊区，陪护患者做 B 超、X 线及 CT 检查等辅助检查，为患者送化验标本、取药等。

医院还应成立急诊领导小组，由院长任组长，成员有主管业务副院长、医务处或门诊部办公室主任，内、外、妇、儿科主任，急诊科主任、护士长等。遇有重大抢救任务时负责领导并协调全院性急救工作。

（二）急诊科的设备管理

1. 贵重仪器及设备的管理　现代化的急救监护设备在急诊工作中发挥着越来越重要的作用，而相应的使用规则和管理也趋于完善。使仪器处于 100% 的完好状态，既充分发挥仪器设备的功能，又能延长使用寿命，是急诊护理管理的目标。

（1）仪器的管理要求

1）医院医疗设备处对急诊科设备在计算机中应有明细账。急诊科也有分账户，记录要清楚、符合。尤其对万元以上设备均有摄影贮存。

2）除科护士长负责管理外，另设一名总务护士负责管理清点、联络检修、定时维修等事宜。

3）各室的仪器设备做到定位、定人、定时、定班负责日常清洁检测。如有损坏立即报告，以便及时排除故障，使之保持在随时备用状态。

4）所有仪器设备均应制定出仪器操作规程，写出书面卡挂在仪器旁，以便操作使用。

5）操作人员应经过培训，正确掌握使用方法、适应证、注意事项。未经过培训的人员不得随意使用仪器。

（2）仪器的维修和保养

1）医院的仪器修理室定人、定科、定型、定期地负责维修和保养。

2）科室如有仪器故障，由总务护士负责联络修理人员到科室或送到修理室进行检修。

3）检修后的仪器必须工作正常后方可投入使用。

4）保养要做到"五防一上"：防潮、防震、防热、防尘、防腐蚀，定期上油。

2. 消耗品和固定设施的管理

（1）消耗医疗用品的管理　由于急诊患者的质和量是不可预测的，所以消耗性物品的领取也是不可预测的。鉴于这种特点要做到以下几点。

1）采取整分合的原则。采取基本基数科内固定，各急诊单元以各自任务的侧重不同领取相应物品并固定基本数量，一旦某单元物品不够，其他单元可集中起来支援，以利抢救。

2）总务护士到供应科领取和保管物品。每天下午负责各急诊单元的物品发送工作，并登记。

（2）固定设施的管理　固定设施主要指急诊的木制物品、管道系统、电路系统等，为保证工作正常运砖，做好这部分物品管理很重要。

1）各单元的主班负责每天检查管道系统的正常与否，对中心氧气和负压吸引管道的检查尤为重要。

2）如有异常通知总务护士，让相关科室来及时检修。

3）要定期维修和更新。

练习题

1. 急救护理的目的是
   A. 抢救患者生命　　　　　B. 提高抢救成功率　　　　　C. 促进患者康复
   D. 减少伤残率和提高生命质量　　　　　E. 以上都是

2. 急救护理学起源于
   A. 19 世纪美国　　　　　B. 19 世纪法国　　　　　C. 第二次世界大战
   D. 19 世纪南丁格尔的年代　　　　　E. 20 世纪

3. 急救护理学研究内容包括
   A. 院外急救　　　　　B. 急诊科抢救　　　　　C. 危重症监护
   D. 急救医疗服务体系　　　　　E. 以上都是

4. 能使伤员在最短时间获得救治的保证是
   A. 有装备良好的救护车　　　　　B. 有无线电通讯　　　　　C. ICU
   D. 高素质医护人员　　　　　E. 急救服务体系的有效运行

5. 患者在发病或受伤时，最好由谁来进行最初的救护
   A. 第一目击者　　　　　B. 医疗单位赶赴现场　　　　　C. 交通警察
   D. 家属　　　　　E. 红十字卫生员赶赴现场

6. 急救医疗服务体系中第一个重要环节是
   A. 院外急救　　　　　B. 心肺脑复苏　　　　　C. 止血
   D. 救护车送医院　　　　　E. 途中监护

7. 院外急救应该包括
   A. 伤员本人自救　　　　　B. 亲属、朋友间互救　　　　　C. 救护车现场急救
   D. 途中救护　　　　　E. 以上都是

8. 猝死患者抢救的最佳时间是
   A. 4min　　　　B. 8min　　　　C. 10min　　　　D. 30min　　　　E. 60min

9. 院外急救要遵守的原则是
   A. 先救治后运送　　　　　B. 急救与呼救并重　　　　　C. 先复苏后固定
   D. 先重伤后轻伤　　　　　E. 以上都是

10. 我国的医疗急救电话是
    A. 15　　　　B. 120　　　　C. 199　　　　D. 911　　　　E. 999

11. 动脉出血的特点是
    A. 血色鲜红　　　　　B. 血流急　　　　　C. 呈喷射状

D. 出血在断裂血管的近心端   E. 以上都是

12. 静脉出血特点是

     A. 血色暗红   B. 流出缓慢   C. 呈持续性出血

     D. 多发生在断裂血管的远心端   E. 以上都是

13. 对脊椎损伤者的搬动正确的是

     A. 随便搬动

     B. 抱扶行走

     C. 3～4 人手从后背插入一齐协调抬起

     D. 一人抬上身,一人抬下身,同时用力

     E. 双手在患者头、肩、臀部同时施力,以保证身体以脊柱做一轴线转动

14. 固定的作用是

     A. 限制受伤部位的活动度,减轻疼痛

     B. 有利于防治休克

     C. 防止闭合性骨折变为开放性骨折

     D. 防止骨折断端损伤血管、神经

     E. 以上都是

15. 包扎的作用有

     A. 保护创面   B. 压迫止血   C. 固定骨折、关节

     D. 固定敷料和药品   E. 以上都是

16. 转运的途中要注意

     A. 严密观察病情   B. 处理危及生命的情况   C. 处理病情的变化

     D. 做好心理护理   E. 以上都是

17. 急诊科室的仪器设备应做到"四定",不包括下列哪项

     A. 定位   B. 定人   C. 定时

     D. 定量   E. 定班负责日常清洁检测

18. 急诊护理工作流程不包括

     A. 急诊接诊   B. 急诊分诊   C. 心理护理

     D. 病情等级确定   E. 急诊护理处理

(程忠义)

重症监护技术

◎ **学习要点**

1. 掌握常用重症监护技术，ICU患者的收治对象、程序与治疗原则。

2. 熟悉ICU感染控制。

3. 了解ICU设置。

◎ **技能要点**

能熟练运用各种监护技术对危重患者进行监护。

案例

患者，男性，85岁，因腹腔巨大肿瘤于今日上午行腹腔肿瘤切除术，既往体健。术前体检：血压145/95mmHg，脉搏78次/分。神清合作，心肺（－）。术中出血约700ml，术中曾一度血压下降，经输液对症处理后，病情稳定，现手术结束。请问：

（1）该患者术后是否需要转入ICU？为什么？

（2）转入ICU后，常规进行哪些项目监护？

第一节　概　　述

一、ICU 的概念

重症监护治疗病房（ICU）是指受过专门培训的医护人员应用现代医学理论，利用现代化高科技的医疗设备，对危重病患者或具有潜在高危因素的患者，及时提供系统的高质量的医学监护和救治重症患者的特殊场所。ICU 建设是医院现代化的一个标志，也是医学发展的需要。

二、ICU 的任务

ICU 是危重患者的集合地，病种多、病情变化快是其特点。利用先进的医疗设备对病情进行连续、动态的定性和定量观察，并通过有效的治疗手段为重症患者提供高规范的、高质量的生命支持，加快患者的康复，改善生存质量。

三、ICU 的运转模式

因医院的条件存在不同，ICU 常分为专科 ICU、部分综合 ICU、综合 ICU 三种类型。其共同特点是：救治危重患者，拥有高尖科技、贵重的医疗仪器设备和业务精、技术高的专门医疗队伍。

1. 专科 ICU 各专科将本专业危重患者进行集中管理和加强监测治疗的病房，一般由临床一级或二级科室所设立，如心内科 ICU、呼吸内科 ICU、神经内外科 ICU 等。专科 ICU 的特点与优势是对抢救本专业的危重患者经验丰富；其不足之处是处理病种单一，对专科以外患者的诊治、救护、监测经验和能力不足。

2. 综合 ICU 是跨科室的全院性 ICU，以处理多学科危重患者为主要工作内容，是医院独立科室。其特点与优势是克服了专科 ICU 的缺陷，体现了现代医学的整体性理论的观点，有利于学科建设，便于充分发挥设备的效益。

3. 部分综合 ICU 介于专科 ICU 与综合 ICU 之间，即由医院内较大的一级临床科室为基础的 ICU，如内科、外科、麻醉科 ICU 等。收治患者除了专科特点外，还有其他专业特点或外科手术后的共同性。

第二节　ICU 的设置与管理

一、ICU 的设置

ICU 为临床独立学科，是重症医学学科的重要临床基地，由医院职能部门直接领导；必须配备足够数量、受过专门训练、掌握重症医学知识和操作技术、有独立工作能力的专职医护人员，必要的监护和治疗设备。

1. 人员编制 综合 ICU 一般要求护士与床位的比例为（3~4）：1，医生与床位的比例为（1~2）：1，否则难以达到 ICU 抢救和监护要求，也可根据需要配备医疗辅助人员和维修人员。

2. 床位设置 ICU 病床数量应根据医院规模、总床位数和实际收治患者的要求来确定。综合性医院 ICU 床位数一般占全院总床位数的 1%~2%。但在发达国家 ICU 床位数占全院总床位数的 5%~10%。为保证各种救护措施的实施，ICU 每张床占地面积以 25m² 为宜，一般不小于 20m²。室内要求通风良好，温度保持在 20℃~22℃，相对湿度维持在 50% ~60% 。

3. 中心监护站设置 中心监护站原则上应该位于所有 ICU 病床的中心地带，病床围绕中心监护站呈扇形排列为好，以能直接观察到所有患者为佳。中心监护站内设监护仪、记录仪、电子计算机等设备，也可以摆放医嘱本、治疗本、病历夹及各种记录表格，是各种治疗、监测、护理记录的场所。

4. ICU 设备 包括治疗设备和监测设备两种。①监测设备：多功能生命体征监测仪、呼吸功能监测装置、心电图机、血氧饱和度监测仪、血气分析仪和血流动力学监测设备等。影像学设备包括超声和床边 X 线机等。②治疗设备：输液泵、注射泵、心脏除颤器、临时心脏起搏器、呼吸机、血液净化装置及麻醉机等。

另外，每个病床床头前应安置氧气、负压吸引、压缩空气等插头装置，多功能电源插座。同时，配备床头灯、应急照明灯、紫外线消毒灯及带有升降功能的输液轨等设备。

二、ICU 的管理

ICU 实行院长领导下的科主任负责制，科主任负责科内全面工作，定期查房，组织会诊和主持抢救任务。护士长负责 ICU 的护理管理工作，包括安排护理人员工作、检查护理质量、监督医嘱执行情况及护理文书书写等情况。护士是 ICU 的主体，承担着监测、治疗、护理和抢救等任务，能进行 24h 观察和最直接得到患者第一手临床资料的只有护士，因此 ICU 护士应训练有素，熟练掌握各种抢救技术，与医生密切配合，做到医护"一体化"，提高医疗护理质量。

三、收治对象

ICU 收治经过集中强化治疗和护理，能度过危险期有望恢复的各类危重患者。①物理、化学因素导致的危急病症，如溺水、中毒、中暑、触电和虫蛇咬伤患者。②创伤、休克、感染等引起的 MODS 患者。③心肺脑复苏术后需对其功能进行较长时间支持者。④有严重并发症的心肌梗

> **知识链接**
>
> ICU收治患者时要明确两点：①患者是否有危重病存在或有潜在的危重病或严重的生理紊乱；②经积极处理后是否有获得成功可能。

死，严重的心律失常，急性心力衰竭，不稳定型心绞痛患者。⑤严重的多发伤、复合伤患者。⑥严重水、电解质、渗透压和酸碱失衡患者。⑦各种术后重症患者或者年龄较大，术后可能发生意外的高危患者。⑧脏器移植术后及其他需要加强护理者。⑨各类大出血、突然昏迷、抽搐呼吸衰竭患者。⑩代谢性疾病引起的危重病患者。

脑死亡、急性传染病、无急性症状的慢性病患者，恶性肿瘤晚期、老龄自然死亡、治疗无望或因各种原因放弃者则认为是 ICU 收治的相对禁忌证。

四、收治程序

危重症患者拟转入 ICU，应由患者所在科室医师书面或者打电话向 ICU 提出会诊申请，经 ICU 医师会诊、讨论决定，并立即通知 ICU 值班医师或护士，且做简明扼要的病情说明。ICU 值班医护人员接到通知时，应简要询问患者的性别、年龄、诊断、病情和转入时间，询问患者是否需要多功能生命体征监测仪、呼吸机或其他特殊抢救设备，以便做好相应准备工作。

1. 床位准备 包括铺床、呼吸机管道连接、吸氧装置、负压吸引装置、监护电极片以及其他所需抢救设备，打开监护仪，通知值班医师调试呼吸机等。

2. 患者的交接 患者被送到 ICU 后，护送人员应向 ICU 医师和护士说明病情，用药和处理等，并交清患者的用物。

3. 护理评估 患者进入 ICU 后，护理人员应从以下几个方面对患者进行护理评估。①意识：双侧瞳孔大小、对光反射、肢体感觉及运动情况。②生命体征：周围循环、皮肤色泽、温度、湿度及完整性。③呼吸状态：呼吸频率。④心电图、血糖、电解质、肾功能及动脉血氧饱和度测定等最后一次检测的结果。⑤了解现有静脉输液通道和输入液体和种类、速度、药物及药物过敏史等。⑥了解各种管道是否通畅，观察并记录引流液的量、颜色及性状。⑦了解专科护理要求。⑧对于清醒患者，可了解其生活习惯及心理需求等方面。

4. 执行医嘱 一般应避免口头医嘱，以免发生差错。但是对危、重症患者，先下口头医嘱，护士给予重复，并立即执行，事后补开医嘱。

5. 护理记录单 及时完善各种护理记录单。

6. 常规下病危通知书 医生向患者家属或单位领导交代其病情，做好患者家属的思想工作，以取得其理解和配合。

7. 转出 ICU 凡是需要转出 ICU 的患者，ICU 医护人员需先与原科室联系，并由 ICU 医护人员送至原科室，且做好交接工作。

五、治疗原则

在 ICU 内，ICU 医生对患者的治疗承担主要责任。其治疗原则是：解决威胁患者生命的主要问题，做好全身器官功能的监测和支持。

六、院内感染控制

ICU 是院内感染的高发区域。原因是：机体抵抗力低下，易感性增加；感染患者相对集中，病种复杂；各种侵入性治疗、护理操作较多；多种耐药菌在 ICU 常驻等。因此，降低 ICU 医院内感染发生率是提高抢救成功率的关键。主要措施有：①隔离患者；②限制人员出入，必须进入病房者要更衣换鞋；③尽量使用一次性医疗用品，保持创面、穿刺和插管部位无菌；④养成勤洗手习惯，保持室内清洁卫生；⑤合理使用抗生素；⑥引流液、分泌物常规，多次做细菌培养；⑦介入性治疗和气管切开要尽早终止；⑧加强基础护理；⑨严格执行消毒隔离制度。

第三节　常用重症监护技术

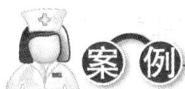

案例

患者，女性，70岁，因"重症肺炎"入院。既往有"高血压病史"20年。体温38.5℃，血压90/41mmHg，脉搏114次/分，呼吸20次/分。精神淡漠，四肢湿冷双肺水泡音，心率115次/分，律齐，心音低钝，肠鸣音降低，双下肢轻度水肿，无病理反射。请问：

该患者进入ICU后应该监护的项目有哪些？

ICU患者病情危重、变化快，医护人员利用先进、精密的医疗设备，对患者进行持续、动态生命体征监测，可以及时采取措施，抢救生命，有效地防止意外事故发生。因此，常用监护技术是ICU护士一定要掌握的基本技能。

一、体温监护

1. 正常体温　正常成人体温随测量部位不同而异，且常受机体内、外因素的影响。一般腋窝温度为36℃~37℃，口腔舌下温度为36.3℃~37.2℃，直肠温度为36.5℃~37.5℃。昼夜间有轻微波动，清晨稍低，起床活动后逐渐升高，下午或傍晚稍高，但波动范围一般不超过1℃。

2. 异常体温　异常体温分为发热和体温降低两种。

（1）发热（口腔温度）　①低热：37.4℃~38℃；②中度发热：38.1℃~39℃；③高热：39.1℃~41℃；④超高热：41℃以上。常见的热型有稽留热、弛张热、回归热、间歇热、波状热和不规则热等；

（2）体温降低　①浅低温：32℃~35℃；②中低温：25℃~31.9℃；③深低温：25℃以下。临床上体温过度降低并不常见，只有当环境温度过低、内脏暴露（如手术）时间过长，体温调节中枢受抑制（如麻醉时）或危重患者失去产热和散热的调节能力等才有可能发生。

二、呼吸系统功能监护

（一）呼吸功能测定

1. 肺容量监测　①潮气量（VT）：指平静呼吸时，每次吸入或呼出的气体量。成人潮气量为5~7ml/kg。②肺活量（VC）：最大吸气后所能呼出的最大气量。正常肺活量为 30～70ml/kg。③功能残气量（FRC）：指平静呼气后肺内所残存的气量，可衡量肺泡是否过度通气。潮气量和肺活量临床上具有实际指导意义，也是临床上使用机械通气时常调整的参数。

2. 肺通气功能测定 是测定单位时间内进出肺的气体量，可反映肺通气功能的动态变化。①每分钟通气量（VE）：在静息状态下，每分钟吸入或呼出的气量，是潮气量与每分钟呼吸频率的乘积，正常值男性为 6.6L/min，女性为 4.2L/min，用肺活量计测定。②每分钟肺泡通气量（VA）：在静息状态下，每分钟吸入气量中能到达肺泡进行气体交换的有效通气量。正常值为 70ml/s。可通过潮气量减去生理性无效腔量（VD），再乘以每分钟呼吸频率求得：$VA = (VT - VD) \times RR$。③最大通气量（MVV）：单位时间内患者所能吸入或呼出的最大气量。正常成年男性为 104L/min，女性为 82.5L/min。④生理无效腔（VD）即解剖无效腔和肺泡无效腔的总和，容积约 150ml。

（二）呼吸运动的观察

1. 呼吸频率（RR） 是呼吸功能最简单、最基本的监测项目，可以目测，也可以通过仪器测定。正常成人呼吸频率 10～18 次/分；新生儿为 40 次/分；小儿随年龄增长，呼吸频率逐渐减慢，1 岁时为 25 次/分。呼吸频率的减慢或增快，提示可能发生呼吸功能障碍。

2. 常见的呼吸异常类型 ①哮喘性呼吸：多见于哮喘、肺气肿或其他喉部以下有阻塞者；特点是呼气较吸气时间长并带有哮鸣。②紧促式呼吸：多见于胸膜炎、胸背部急性扭伤、胸腔肿瘤、肋骨骨折、颈胸椎疾病引起疼痛者；特点是呼吸运动急促而带有弹性。③深浅不规则呼吸：多见于周围循环衰竭、脑膜炎及各种原因引起的意识障碍者。④叹息式呼吸：多见于神经质、过度疲劳等患者，当患者存在周围循环衰竭时，也可出现此种呼吸方式。⑤点头呼吸：多见于垂危患者，呼吸不规则且似点头状。⑥鼾音呼吸：多见于昏迷和咳嗽反射无力者，是上呼吸道中有大量分泌物引起。⑦蝉鸣性呼吸：多因会厌部发生部分阻塞而在吸气时发生高调啼鸣声。⑧潮式呼吸：也称陈-施呼吸，多见于严重的心脏病、心功能不全、哮喘、肾病、颅内压增高等患者可出现此种呼吸方式。

（三）脉搏血氧饱和度（SPO_2）监测

正常值为 96%～100%。可间接了解患者 PO_2 高低及组织氧供情况，有助于及时发现危重症患者的低氧血症，指导临床机械通气模式和吸氧浓度的调节。

（四）呼气末二氧化碳（$PETCO_2$）监测

临床用于以下方面。①估计 $PaCO_2$，及时调节肺泡通气量，对心肺功能正常的患者，$PETCO_2$ 能准确地反映 $PaCO_2$ 的高低。②结合 $PaCO_2$，分析和处理异常情况：大多数情况下 $PETCO_2$ 可代替 $PaCO_2$，但影响因素多，$PETCO_2$ 有时不能真正代表 $PaCO_2$ 水平。如果仍按 $PETCO_2$ 调节通气，则可导致判断失误，甚至会发生意外。

（五）动脉血气分析监测

有助于对呼吸状态全面而又精确的分析判断，评价呼吸器治疗效果，调整呼吸器参数，已成为抢救过程中常规监测手段。

1. 血液酸碱度（pH） 动脉血中的 pH 为 7.35～7.45，平均 7.40。用以判断酸碱失衡。

2. 动脉血二氧化碳分压（$PaCO_2$） 是指溶解在动脉血中 CO_2 所产生的张力，正常值为 35～45mmHg（4.7～6.0kPa），平均 40mmHg（5.33kPa）用于判断肺泡通气量、呼吸性酸碱失衡、诊断呼吸衰竭。

3. 动脉血氧分压（PaO_2） 指溶解在动脉血中 O_2 产生的张力，正常值中青年为 90～100mmHg（12～13 kPa），用于衡量有无缺氧及缺氧的程度、诊断呼吸衰竭。

4. 动脉氧饱和度（SaO_2） 指动脉血单位 Hb 带 O_2 的百分比，正常值为 96%～100%。

三、循环系统功能监护

（一）心率监测

正常成人安静时心率（HR）在 60～100 次/分；小儿心率较快，婴幼儿心率甚至可达 130 次/分；老年人心率较慢，平均 55～60 次/分。用于判断心排血量（心排血量等于每搏排血量与心率的乘积）；计算休克指数（休克指数 = 心率/收缩压，正常值为 0.5；如休克指数等于 1，提示失血量占血容量 20%～30%；若大于 1，提示失血量占血容量 30%～50%）；估计心肌耗氧（心率与收缩压的乘积反映心肌耗氧情况）。正常值应 <12000，若 >12000 则提示心肌氧耗增加。

（二）动脉压监测

测量方法有无创血压监测和动脉穿刺置管直接测压法两种。收缩压（SBP）：重要性在于克服各脏器临界关闭压，保证脏器的供血。舒张压（DBP）：重要性在于维持冠状动脉灌注压。平均动脉压（MAP）：是反映脏器组织灌注的良好指标。

（三）中心静脉压监护

正常值为 5～12cmH_2O。小于 5cmH_2O 表示右心充盈不佳或血容量不足，大于 15～20cmH_2O 表示右心功能不全或心功能衰竭。

中心静脉压与血压变化的临床意义见表 2－1。

表 2－1　中心静脉压与血压变化的临床意义

中心静脉压	血压	临床意义
降低	降低	有效循环血量不足
升高	降低	心功能不全
升高	正常	容量负荷过重
进行性升高	进行性降低	严重心功不全心包压塞
正常	降低	心功不全或血容量不足

（四）心排血量监测

分为无创监测（多普勒和心肌阻抗心动图测定等）和有创监测（温度热稀释法测定、改良有创血流动力学测定等）。可以判断心脏功能，诊断心力衰竭和低排综合征，估计预后、指导治疗。

（五）心电图监测

有心电监护系统、遥控心电图监测仪和动态心电图监测仪（Holter）等。能及时发现和识别心律失常；发现心肌缺血或梗死；监测电解质紊乱并观察起搏器的功能。

四、中枢神经系统功能监护

（一）一般监测

1. 意识　正常人意识状态是清醒的。某些疾病在其发展过程中，可出现意识障碍。意识障碍根据程度不同可分为嗜睡、意识模糊、昏睡和昏迷。

2. 瞳孔　观察瞳孔应结合意识变化情况。双侧瞳孔异常、对光反射迟钝或消失等，都是重要体征。

3. 其他　如查眼底、运动神经功能、生理反射、病理反射及脑膜刺激征等。

（二）颅内压监测

成人平卧颅内压正常值为 10 ~ 15mmHg。颅内压 15 ~ 20mmHg 为轻度增高，20 ~ 40mmHg 为中度增高，大于 40mmHg 为重度增高。适应于进行性颅内压升高患者；颅脑手术后患者；使用机械通气呼气末正压（PEEP）的患者。

（三）脑电图监测

通过脑电活动变化反映脑部本身疾病，根据异常脑电图估计病变的范围和性质。对癫痫、脑瘤、脑炎及脑血管疾病等有一定的诊断价值，对复苏后脑功能的恢复和预后的判断，以及判断"脑死亡"也有着重要的诊断价值。

（四）脑血流图监测

通过脑血流监测，可以反映脑功能状态。目前常用的脑血流测定装置主要有脑电阻（REG）、Doppler 血流测定仪等。此外，CT、MRI、脑地形图及脑诱发电位等也可用于脑功能监测。

五、肾功能监护

（一）尿量

尿量变化是反映肾功能改变最直接的指标，临床上通常监测每小时尿量和 24h 尿量。正常成人 24h 尿量平均为 1500ml，超过 2500ml 为多尿。每小时尿量少于 30ml 时，提示肾血流灌注不足，间接提示血容量不足。每小时尿量少于 17ml 或 24h 尿量少于 400ml 时称为少尿，提示有一定程度的肾功能损害。24h 尿量少于 100ml 为无尿，是肾衰竭的诊断依据。

（二）肾浓缩－稀释功能

方法是在试验的 24h 内患者保持正常饮食和生活习惯，晨 8 时排尿后每 2h 留尿一次，晚 8 时至次晨 8 时留尿一次。分别测定各次尿量和相对密度。昼尿量与夜尿量之比为（3～4）:1，夜间 12h 尿量少于 750ml，尿相对密度最高应在 1.020 以上，最高尿相对密度与最低相对密度之差应大于 0.009。夜尿量超过 750ml 常为肾功能不全的早期表现。当昼间各份尿量接近，最高尿相对密度低于 1.018，则表示肾脏浓缩功能不全。当肾脏功能损害严重时，尿相对密度可固定在 1.010 左右（等张尿），多见于高血压病、慢性肾炎和肾动脉硬化等的晚期。

（三）血清尿素氮（BUN）

用于判断肾小球的滤过功能。正常值为 2.9～6.4mmol/L（8～20mg/dl）。增高常见于：①肾脏本身的病变，如肾血管硬化症和慢性肾炎等；②肾前或肾后因素引起的尿量显著减少或无尿时，如尿路结石、脱水、循环衰竭和良性前列腺增生引起的尿路梗阻；③体内蛋白质过度分解性疾病，如上消化道出血、大面积烧伤、急性传染病等。

（四）血清肌酐

是肌肉代谢产物，反映肾小球滤过功能减退。正常值为 83～177μmol/L。各种类型的肾功能不全时，血清肌酐明显增高。

（五）内生肌酐清除率

肾脏在单位时间内能把若干容积血浆中的内生肌酐全部清除出去，称为内生肌酐清除率。正常成人内生肌酐清除率平均值为 80～100ml/min。是判断肾小球滤过功能简便而有效的方法之一。降到 80% 以下，表示肾小球滤过功能减退，若降至 51～70ml/min 为轻度损伤；降至 31～50ml/min，为中度损伤；降至 30ml/min 以下为重度损伤。

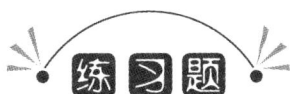

练习题

1. 以口腔温度为标准高热的范围是

    A. 38.5℃～39.5℃　　　　B. 38.2℃～39℃　　　　C. 39.1℃～41℃

    D. 38.8℃～41℃　　　　E. 41℃以上

2. 关于脉搏的生理变化的叙述，下列哪项不妥

    A. 幼儿比成人快　　　B. 同龄的男性比女性快　　C. 老年人稍慢

    D. 情绪激动时增快　　E. 休息和睡眠时较慢

3. 呼吸节律异常的是

    A. 浮浅式呼吸　　　　B. 呼吸减慢　　　　C. 呼吸增快

    D. 潮式呼吸　　　　E. 深度呼吸

4. 下列哪项不属于呼吸困难的表现

    A. 鼻翼扇动　　　　　　B. 口唇发绀　　　　　　C. 肋间隙凹陷

    D. 意识丧失　　　　　　E. 烦躁、胸闷，不能平卧

5. 患者，呼吸由浅慢逐渐加快，后又逐渐变慢，然后暂停数秒，又出现上述状态的呼吸，周而复始，该患者的呼吸为

    A. 深度呼吸　　　　　　B. 浮浅呼吸　　　　　　C. 潮式呼吸

    D. 间断呼吸　　　　　　E. 吸气性呼吸困难

6. 正常血压的生理变化，下列哪项错误

    A. 小儿比成人低　　　　　　B. 中年以前女性血压略高于男性

    C. 夜晚高于清晨　　　　　　D. 下肢高于上肢

    E. 寒冷环境中血压可升高

7. 正常人精神紧张时血压变化是

    A. 收缩压升高、舒张压无变化　　　　　　B. 舒张压升高为主

    C. 收缩压与舒张压均升高　　　　　　D. 血压降低

    E. 血压无变化

8. 测血压时，袖带内充气至肱动脉搏动音消失，此时袖带内压力是

    A. 小于心脏收缩压　　　　B. 大于心脏收缩压　　　　C. 等于心脏收缩压

    D. 等于心脏舒张压　　　　E. 大于心脏舒张压

9. 测血压时袖带过紧，测得的血压

    A. 偏低　　　B. 偏高　　　C. 脉压大　　　D. 脉压小　　　E. 无影响

10. 发热最常见的原因是

    A. 无菌坏死组织吸收　　　　B. 变态反应性疾病　　　　C. 感染性疾病

    D. 体温调解中枢功能失常　　E. 恶性肿瘤

11. 节律异常的脉搏是

    A. 洪脉　　　B. 丝脉　　　C. 速脉　　　D. 缓脉　　　E. 绌脉

12. 人体能耐受的最低 pH 为

    A. 6.5　　　B. 6.8　　　C. 6.9　　　D. 7.0　　　E. 6.3

13. 血肌酐不能反映

    A. 肾脏本身疾病　　　　　　B. 肾前或肾后因素引起的尿量显著减少

    C. 体内蛋白质过度分解　　　D. 肾小管的重吸收功能

    E. 肾衰竭透析治疗的情况

14. 正常人内生肌酐清除率为

    A. 80% ~ 90%　　　　　　B. 80 ~ 90ml/min　　　　　　C. 96% ~ 100%

    D. 45 ~ 55mmol/L　　　　　E. 4 ~ 6L/min

15. 中心静脉压低，血压正常，反映

A. 右心功能不全 　　　　B. 左心功能不全 　　　　C. 血容量不足

D. 血管收缩功能不良 　　E. 心脏充盈不佳

16. 意识障碍包括

A. 嗜睡 　　B. 意识模糊 　　C. 昏迷 　　D. 昏睡 　　E. 烦躁

17. 脑重量约占体重的2%，耗氧量占全身耗氧量的

A. 25%～30% 　　　　B. 20%～25% 　　　　C. 18%～20%

D. 15%～18% 　　　　E. 10%～15%

18. 心电图可监测

A. 心律失常 　　　　B. 心肌梗死 　　　　C. 电解质改变

D. 起搏器的功能 　　E. 心排血量

（叶茂　王彩霞）

心肺脑复苏患者的护理

◎ 学习要点

1. 掌握心跳骤停的表现和诊断，基础生命支持的方法。

2. 熟悉心跳骤停的病因、类型，进一步生命支持的方法。

3. 了解延续生命支持的方法。

◎ 技能要点

1. 能树立时间就是生命的观点，积极抢救心跳、呼吸骤停患者。

2. 学会心肺脑复苏的基本方法。

3. 养成复苏时认真、严肃、准确有效，一丝不苟的工作作风。

案 例

患者,男性,55岁，一年前患心肌梗死经治疗后好转，4个月前因琐事和家人发生争吵时，突然倒地，面色青紫，家人哭喊呼叫、摇头肩均无反应，没有呼吸，心跳。学医的孩子一面让母亲拨打"120"，一面开始抢救。经医护人员的抢救和住院治疗，很快就出院了，回家时他非常感谢抢救他的医护人员，大夫却说"能成功抢救很大程度是因为你女儿的及时抢救，否则后果是不堪设想"。

请问：大夫为什么这样说？对于这样的危急情况你该怎样做？

心跳骤停指各种原因所致的心脏突然失去有效的泵血功能；呼吸骤停指各种原因所致的肺的换气功能突然停止。它们都能引起循环、呼吸的骤然停顿，在临床上引起意识丧失，心音及大动脉搏动消失，呼吸停止、瞳孔散大并在短时间内死亡。如能及时抢救，且方法正确，则可完全康复，避免死亡。

第一节　心跳骤停的病因、类型及表现

一、心跳骤停的病因

心跳骤停的常见病因有以下几种。

1. 心源性疾病　如冠状动脉粥样硬化性心脏病、心肌炎、心瓣膜病、心肌梗死等。

2. 意外事故　如自然灾害、创伤（车祸）、溺水、烧伤、冷伤、自缢、战争、窒息、麻醉及手术意外等。

3. 血管性疾病　如脑血管出血、脑栓塞等。

4. 严重的水、电解质、酸碱平衡紊乱　如严重的高钾血症、低钾血症、代谢性酸中毒、脱水、体液丧失。

5. 严重感染　如肺炎、脓毒症、腹膜炎等引起的感染性休克。

6. 其他　一氧化碳、有机磷农药、洋地黄中毒，砷、锑等重金属中毒，青霉素、链霉素、血液制品过敏，蛇咬伤等。

二、心跳骤停的类型

根据心脏活动情况和心电图检查结果，心跳骤停在临床上可分为以下 3 种（图 3-1）。

1. 心脏停搏　指心脏完全停止跳动，心脏的一切活动消失，呈舒张状态；心电图无心房、心室激动，呈等位线，即呈一直线。

2. 心室纤颤　简称室颤，指心肌不能协调一致收缩，出现了极不规则的快速颤动，以及不能有效地排出血液。心电图表现为 QRS 波群消失，代以大小不等、形态各异的室颤波，频率为 200～400 次/分。

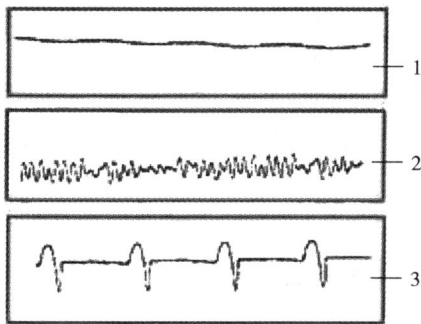

图 3-1　心跳骤停心电图

1. 心脏停搏；2. 心室纤颤；

3. 心-电机械分离

知识链接

心电图显示：心跳骤停后 4min 内 90% 为心室颤动，4min 后则多为心脏完全停搏。

3. 心-电机械分离　心肌有持续的电节律活动，但无有效的机械功能，呈现缓慢不规则的"收缩"——蠕动；心电图上有间断出现的宽而畸形、振幅较低的 QRS 波群，频率为 20～30 次/分。

以上 3 种类型，虽然在心肌活动和心电图上表现各有不同特点，但 3 种类型可相互转化，在血流动力学上表现有着共同的结果：心脏无排血功能，全身各器官组织供血供氧中断。故急救时不必拘泥于类型，而应立即施行心肺复苏。

三、心跳骤停的表现及诊断

心跳骤停起病突然且绝大多数无先兆症状，病理生理改变迅速，脑血流量急剧减少，3～5s后患者即出现头晕黑蒙，5～10s即出现晕厥、意识丧失伴全身或局部抽搐，20～30s出现呼吸停止，30～60s出现瞳孔散大，大部分患者在4～6min内开始出现不可逆性脑损害，随后过渡为生物学死亡。因此心跳骤停的诊断方法越简单、所用时间越少越好。

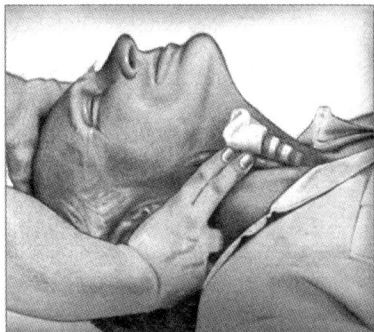

图3-2 触摸颈动脉

其临床表现有：①患者神志突然丧失，或伴有短阵性抽搐；②呼吸停止；③瞳孔散大；④大动脉（颈动脉、股动脉）搏动消失；⑤心音消失；⑥面色苍白、青紫。

主要诊断有：①患者神志突然丧失；②大动脉（颈动脉、股动脉）搏动扪不到；③呼吸微弱继之停止。当发现前述病因突然作用于患者时，应先去除危险，以一手轻拍并呼叫患者以判断意识是否存在，同时另一手手指触摸双侧颈动脉（位置在喉结平面胸锁乳突肌前缘的凹陷处如图3-2）。如意识突然丧失，颈动脉搏动亦消失，即可诊断为心跳骤停，并立即开始抢救。

考点提示

心跳骤停后的继发性病理变化。
心跳骤停的表现和判断。

直通护考

1. 心跳骤停最容易发生的继发病理变化是

　　A. 肺水肿　　　B. 急性肾衰竭　　　C. 急性肝坏死　　　D. 脑缺血和脑水肿

　　E. 心肌缺氧性损害

2. 在意外事故现场，对受难者诊断是否心跳停止，最迅速有效的方法是

　　A. 听心音　　　B. 观察心尖搏动　　　C. 测血压　　　D. 做心电图

　　E. 摸颈动脉搏动

　　参考答案：1. D；2. E

第二节　心肺脑复苏术

对处于濒死阶段的危重患者采取的医疗性措施称为复苏。在临床实践中，最初仅针对呼吸骤停、心跳骤停而采取的口对口人工呼吸和胸外心脏按压称为心肺复苏

（CPR），后来发现接受现场CPR且存活者中约10%～40%的患者遗留有明显的永久性脑损害。故引起了人们对脑复苏的重视，将CPR扩展为心肺脑复苏（CPCR）。

心跳骤停的生存率仅为5%～60%，心肺脑复苏的成功取决于抢救是否及时，措施是否得当，手法是否有效正确。从心跳骤停到脑发生不可逆的损害仅需4～6min，8min后则可出现生物性死亡；如能提前抢救，则可减少死亡。因此有"黄金8min"之说。在临床实践中因致伤的原因不同和个体的差异，不少文献资料报道，

知识链接

观察瞳孔、测血压、听心音、做心电图检查等虽然可以明确诊断，但浪费时间、延误抢救时机，切不可反复或等待。尤其是脉搏的检查，因有一定难度常会发生误判和漏判，诊断心脏骤停一般不要求检查。

即使患者心跳、呼吸骤停超过6min，甚至8min也有成功抢救的实例，因此对已超过时限的患者，仍有复苏的可能，应尽力抢救，不可轻易放弃抢救机会。如能在4min内开始进行基础生命支持、心脏除颤，则成功率可达40%。

完整的心肺脑复苏（CPCR）包括3部分：基础生命支持（BLS）；进一步生命支持（ALS）；延续生命支持（PLS）。

心肺脑复苏一般按图3-3所示顺序进行。

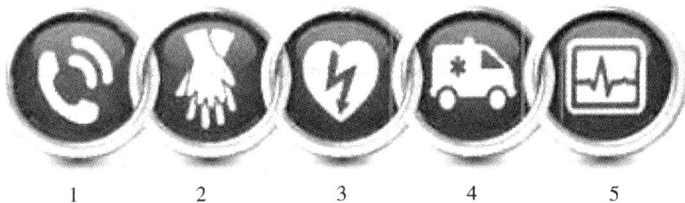

图3-3 生存链

1. 立即识别心跳骤停并启动急救系统；2. 尽早进行心肺复苏，着重于胸外按压；3. 尽快除颤；4. 有效的高级生命支持；5. 综合的心跳骤停后治疗

一、识别心跳骤停

当各种原因使患者突然意识丧失时，急救人员先要确定有无威胁患者和急救者的安全因素。如有应及时躲避或脱离危险，如无则尽可能不移动患者，通过动作和声音刺激判断患者意识，如拍患者肩部或呼叫询问，观察患者有无语音和（或）动作反应，并观察有无呼吸运动。对有反应的患者，采取自动体位，无反应的患者，采取平卧位便于实施心肺复苏。

二、启动EMSS（急救医疗服务体系）

单人急救者发现患者对刺激无反应，无呼吸，无脉搏，应先拨打急救电话，启动EMSS，嘱携带除颤器；立即返回患者身边行CPR。两个以上急救人员在现场，一位即刻行CPR，另一位启动EMSS，拨打电话时应向调度员说明突发事件现场的位置、简单

经过、患者数以及相应病情、已采取的急救措施等。

三、基础生命支持（BLS）

也叫现场急救或初期复苏。主要包括胸外按压（C）、开放气道（A）、人工呼吸（B）、电除颤（D）。目的是迅速建立有效人工循环，向心、脑及全身重要器官供氧，使其得到保护。

（一）胸外按压（C）

目的是通过增加胸腔内压力和（或）直接挤压心脏，使血液在血管内流动，并使人工呼吸后带有新鲜空气的血液经动脉流向全身器官，因此，也叫人工循环或重建循环。主要的方法是人工胸外心脏按压，如方法正确患者动脉压可达 80 ~ 100mmHg。

> **知识链接**
>
> 心脏按压机制：人工循环的动力只有20%来自胸骨和脊柱对心脏的挤压，80%动力来自按压时胸腔内压力和胸内血管压力的变化。即"胸泵"机制。

人工胸外心脏按压是复苏术最基本、首选的方法，必须尽早进行。

1. 按压部位 胸骨上2/3、下1/3交界处或切迹上2横指（图3-4）。确定病者无意识、无咳嗽、无运动、无脉搏，即开始胸外心脏按压。

2. 按压方法 术者以左手掌根部置于按压部位，右手掌交叉重叠于此掌背上，或将右手的手指交错插入左手手指间，使两手手指交叉抬起脱离胸壁，两肘伸直，用肩臂部力量垂直向下使胸骨下压，然后放松，掌不要离开胸壁（图3-5）。

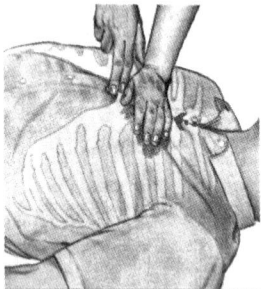

图3-4 按压部位　　　　　　　　图3-5 按压方法

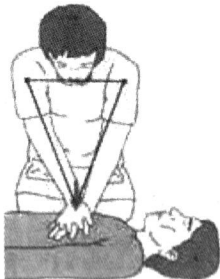

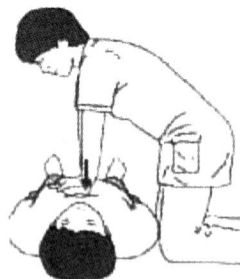

3. 按压深度 成人至少5cm。

4. 按压频率 成人至少100次/分。

5. 有效标志 心脏按压有效时，可以触及颈动脉或股动脉搏动，不正确的按压，不但无效反而有害，会引起不少伤害和贻误抢救时机。

6. 按压和放松的时间 按压和放松所需时间相等，每次按压后必须完全解除压力，胸部回到正常位置，但手掌不能离开胸壁。

（二）开放气道（A）

患者神志消失后，由于舌后坠、呼吸道内异物和分泌物可引起呼吸道阻塞，保持呼吸和人工呼吸前需要开放气道。

首先松开患者衣领及裤带，挖出口中分泌物、呕吐物、清除固体异物；然后按下述方法防止舌后坠，保持呼吸道通畅。

1. 抬下颌法 当高度怀疑患者有颈椎受伤时使用。患者平卧，急救者位于患者头侧，两手拇指置于患者口角旁，余四指托住患者下颌部，在保证头部颈部固定的前期下，用力将患者下颌向上抬起，使下齿高于上齿，并避免颈部活动（图3-6）。

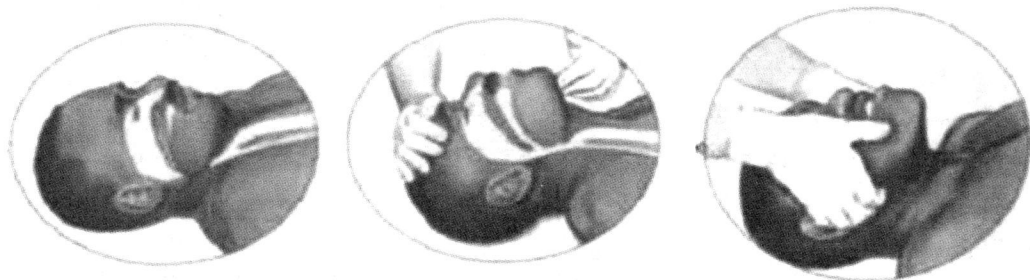

图3-6　舌后坠原理及抬下颌法

2. 仰头抬颏法 急救者位于患者一侧，将一只手小鱼际放在患者前额，用力使头部后仰；另一手指放在下颏骨性部向上抬颏，使下颌尖、耳垂连线与地面垂直（图3-7）。

3. 头后仰法 急救者位于患者左侧，左手置于患者颈后部，将其颈部向上抬起，右手按压患者前额，使头后仰、颈过伸（图3-8）。

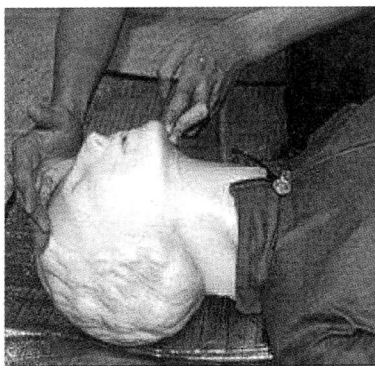

图3-7　仰头抬颏法

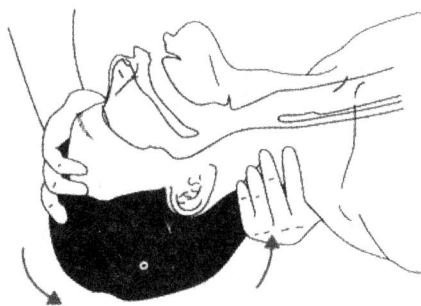

图3-8　头后仰法

（三）人工呼吸（B）

是用人工的方法，借助外力来推动肺、膈及胸廓的运动，使气体进入肺，以保证机体氧的供给和二氧化碳的排出，维持一定的氧分压，也叫重建呼吸。

操作方法很多，口对口人工呼吸是最及时、简单、有效的人工呼吸方法。正常人呼出气体中氧含量约16%。如操作正确，患者达足够潮气量500~600ml。PaO_2达

80mmHg。

1. 口对口人工呼吸　急救者一手将患者的下颌向上向后抬起，使头后仰，另一手按于前额，拇指和示指捏闭患者鼻孔，不使其漏气；深吸一口气后紧贴患者口部用力吹气，看到患者胸部隆起是吹气有效标志（图3-9）。吹气停止后，放开鼻孔，稍抬头部并侧转换气，同时松开捏鼻的手，让患者胸部依其弹性而回缩，使气体从口鼻呼出。开始时先迅速吹气2次，然后每分钟均匀地重复吹气10～20次。

2. 口对鼻人工呼吸　用于口唇受伤或牙关紧闭者，急救者稍用力上抬患者下颌，使口闭合，用口罩住患者鼻孔，将气吹入患者鼻中。

3. 口对导管吹气　对气管切开者可用口对导管吹气方法。

4. 人工呼吸注意事项

（1）无论使用何种人工呼吸，急救者每次吹气时间均应维持1s以上，要避免急速过大潮气量的人工呼吸（防胃胀气，使膈肌上抬、使肺扩张受限）。

（2）心跳骤停最初数分钟内，血中氧合血红蛋白水平还保持一定水平，心脑的氧供更多取决于血流降低程度，所以开始时胸外按压比人工通气更重要。

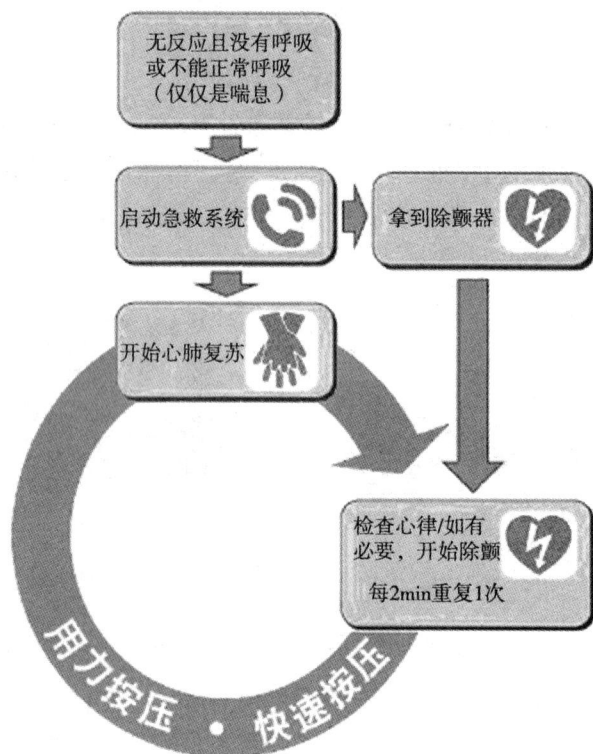

知识链接　成人基础生命支持简化流程

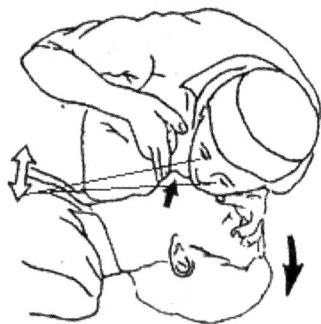

图3-9　口对口人工呼吸

心脏按压必须同时配合人工呼吸才能发挥血循环的携氧作用。目前推荐使用的胸外按压与人工呼吸的比例为30∶2，每个周期为5组30∶2的CPR，时间大约是2min。需要注意的是初次按压时应先试探适应，不可用力过猛，以免造成肋骨骨折等并发症。对于已发生肋骨骨折的患者应施行胸内心脏按压。

根据《2010美国心脏协会心肺复苏及心血管急救指南》建议，基础生命支持的程序应为"CAB"。

（四）电击除颤（D）

心跳骤停80%~90%由心室颤动引起，在无心脏按压时可在数分钟内转为心室静止，只做CPR一般不能终止心室颤动。电除颤是救治心室颤动的有效方法，早期电除颤也是心跳骤停患者复苏成功的关键，除颤每延迟1min，患者存活率下降7%~10%，所以一旦确定心室纤颤，先做一次电击，之后做5组CPR，再检查心律。电击时应注意安全、能量等。

复苏成功的标志：①颈动脉出现搏动；②收缩压在60mmHg以上；③瞳孔缩小，发绀减退；④自主呼吸恢复、神志恢复等。

四、进一步生命支持

也称后期复苏或二期复苏，是高级生命支持（ACLS）。是用药物和器械在初期复苏的基础上对复苏的进一步支持，建立和维持有效的血液循环，识别治疗心律失常，建立有效静脉通路，改善并保持心肺功能及治疗原发病。一般由专业急救人员在现场或医疗单位中进行，也应尽早开始。

方法可归纳为高级"ABCD"，即人工呼吸（A），机械通气（B），建立液体通路，使用血管加压药及抗心律失常药（C），寻找心跳骤停原因（D）。

（一）继续保持呼吸道通畅

仰头抬颏法难以较长时间地保持呼吸道通畅，通常使用各种类型的导气管，如口咽和鼻咽导气管，可解除舌根后坠所致的呼吸道阻塞，但不能防止误吸，有条件时宜施行气管内插管，必要时可施行气管切开术来保持呼吸道通畅。

（二）应用人工或机械通气

为提高氧分压，要及时呼吸支持，吸纯氧，可使用简易呼吸器、麻醉机、呼吸机、心肺复苏机等方法给氧。

应该熟练掌握简易呼吸器的使用。方法是将面罩扣紧于患者的口鼻部，急救者一手托起其下颌另一手按挤呼吸气囊，使囊内空气或氧气压入肺内，挤压频率为每分钟 12～16 次，每次充分挤压可使 500～1000ml 气体被压入肺内。简易呼吸器因通气效果好、携带方便，适用于现场急救。

> **考点提示**
>
> 简易呼吸器的使用。
>
> **直通护考**
>
> 每次充分挤压呼吸气囊被压入肺内的气体约
>
> A. 50～100ml　　　B. 100～500ml
> C. 500～1000ml　　D. 1000～1200ml
> E. 1200～1500ml
>
> 参考答案：C

（三）药物的应用

1. 用药目的　激发心脏复搏并增加心肌收缩力，防治心律失常，纠正水、电解质及酸碱平衡失调；防治脑水肿。

2. 用药途径　有 3 种途径，各种途径给药效果无明显差异。

（1）静脉给药途径　急救时应建立较大的外周静脉通路。有条件时可从中心静脉给药，是复苏用药的首选途径，但在建立静脉通路时不能中断心肺复苏。

（2）气管内给药　如静脉不能建立可经由气管内给药，但药量要加倍。注射时先用 10ml 注射用水或生理盐水稀释后，再用一细导管经气管直接注射到气管下端，并立即行人工呼吸通气，以利药物迅速扩散。

（3）经骨髓给药　由于骨髓腔内有不会塌陷的血管丛，是另外一条可供选择的给药途径，其效果相当于中心静脉通路，如无法建立静脉通路的话，即可建立经骨髓给药通路。

3. 给药时机　在 1～2 次电击和（或）CPR 后，如心室颤动仍未解除，应首先给血管内加压药，当然给药时不能中断 CPR，其流程是查心律—给药—电除颤。药物准备应当在心律检查前完成以便其后迅速给药。经 2～3 组电除颤、CPR 和应用血管收缩剂后，若心室颤动仍持续存在，可使用抗心律失常药。

4. 常用复苏药物

（1）液体　心跳骤停可使血管迅速扩张，应输入晶体液来维持有效循环血量。如患者有贫血或低蛋白血症，还可给予全血、血浆或血浆代用品。

（2）血管加压药　有肾上腺素和血管加压素等。肾上腺素能激动 α 受体，激发心肌自主活动并可使心室纤颤由细颤转为粗颤，有利于电除颤生效，是心脏复苏的首选药，常用剂量是0.01mg/kg，首次用量效果不佳时，可每3～5min重复给药，直至自主循环恢复。血管加压素是非肾上腺素能外周血管收缩剂，目前推荐用于室颤者，首次剂量为40IU，可先用1～2次，再用肾上腺素。

（3）阿托品　能提高窦房结的兴奋性，促进房室传导，对窦性心动过缓有较好疗效。心脏停搏剂量为1mg，每隔3～5min重复一次，最大剂量为3mg。

（4）抗心律失常药　常用胺碘酮。利多卡因一般用做胺碘酮的替代药，主要是因利多卡因可使心室停搏增加。

（5）碳酸氢钠　对酸中毒明显的患者可谨慎使用。

5. 用药监护　在复苏过程中，要密切观察用药反应和副作用。肾上腺素常有心悸、头痛等副作用，复苏成功后应立即控制，用量过大可引起血压突然上升甚至脑出血；胺碘酮、利多卡因、阿托品等药一旦发生中毒，应立即停药并输液；使用碳酸氢钠要避免碱中毒，诱发低钾血症；阿托品还可引起心动过速、口干及中枢兴奋症状，在用药前就应做好抢救的准备，一旦出现症状，即应做相应处理。

五、延续生命支持

心肺复苏后，患者呼吸循环功能仍不稳定，随时都有可能出现心跳、呼吸再次骤停的危险，因此密切观察病情变化，维持良好的呼吸循环功能，防治多器官功能衰竭以及缺氧性脑损害是复苏后处理的内容。因为脑组织代谢高、氧耗多、血液量高，而脑的能量储存非常少，极其容易发生损害，所以脑功能保护、脑复苏显得特别重要。

（一）脑复苏

脑复苏主要针对4个方面：①降低脑细胞代谢率；②加强氧和能量供应；③促进脑循环再流通；④纠正可能引起继发性脑损害的全身与颅内病理因素。

1. 维持血压　循环停止后，脑血液自主调节功能丧失而依赖脑灌注压，故维持血压于正常或稍高水平，以恢复脑循环。同时应防止血压过高而加重脑水肿。

2. 呼吸管理　缺氧是脑水肿的重要根源，又是阻碍恢复呼吸的重要因素，因此应尽早加压给氧,适时进行气管插管及机械辅助呼吸。

3. 降温 降温对防止脑水肿、降低颅内压、恢复中枢神经细胞功能非常重要。时间越早越好,体温可降至32℃~35℃;脑组织温度可降至28℃;争取尽早使用冰帽保护大脑。降温至皮层功能开始恢复,一般需要2~3天或更长。停止降温应让体温自动缓慢上升。

4. 脑复苏药物的应用

(1)冬眠药物 可消除低温引起的寒战、解除血管痉挛、改善血流灌注、辅助降温。常用冬眠合剂Ⅰ号。

(2)脱水剂 在降温维持血压的基础上,及早应用脱水剂以减轻脑水肿。常用20%甘露醇、50%葡萄糖、呋塞米等。

(3)激素 可降低颅内压、改善脑循环、稳定溶酶体膜、防止细胞自溶和死亡。首选地塞米松。

(4)高压氧治疗 高压氧能快速、大幅度地提高组织含氧量和储备,增加血氧弥散量及有效弥散距离。对纠正缺氧,尤其是脑水肿下的细胞缺氧效果明显。

(5)其他 促进脑细胞代谢的药、巴比妥类药,钙离子通道阻滞剂、氧自由基清除剂,能量等。

(二)其他治疗

①加强呼吸道管理,及时进行血液监测,进行有效的人工呼吸,防止肺部并发症。②心搏恢复后,要正确使用和调整血管活性药物及强心药物,注意调整输液速度,维持循环功能。③及时发现并纠正电解质紊乱和酸中毒。④防止肾衰竭。⑤积极治疗原发病。⑥加强护理。⑦注意对症及支持治疗。

📢 **知识链接**

◌ **小儿(1~8岁)心肺复苏(PCPR)特点** ◌

　　解剖特点:①不易触及颈动脉;②易造成气道阻塞;③易气管塌陷;④会厌柔软;⑤环状软骨处气道狭窄。

　　原因:心跳骤停的原因多为呼吸功能障碍或心血管功能相继恶化后继发。

　　复苏:①要预防心脏停搏;②早期有效心肺复苏;③快速求救EMSS;④早期高级生命支持。

　　方法:①人工呼吸时间应稍短于成人;②胸外按压深度至少为其胸廓厚度的1/3;③静脉穿刺3次或时间>90s,即为建立骨髓通路的指征。

第三节　复苏后的监测与护理

复苏后监测与护理的主要内容有如下。

1. 循环系统监护 ①监测血压、脉搏,一般每15min测量一次,直至病情平稳。

②通过皮肤、口唇的颜色、四肢的温度、湿度等判断循环功能。③必要时测定心排血量以指导治疗。④发现异常，及时报告医师并配合处理。

2. 呼吸系统的监测 观察气道是否通畅及肺部有无感染。对于气管切开者或应用人工呼吸机者，应调试好模式与参数，进行血气监测，控制吸氧浓度和流量，观察有无导管阻塞、衔接松脱、皮下气肿、通气过度或通气不足等现象；防止感染。

3. 纠正水、电解质和酸碱平衡失调 要观察患者的症状、体征及监测血气分析、生化指标，及时纠正水、电解质紊乱，酸碱平衡失调。

4. 密切观察 密切观察患者的意识状态、瞳孔变化、神经反射、生理功能、避免和纠正脑缺氧。

5. 监测尿常规 观察患者的尿量、性状，适时正确采集标本，监测肌酐、尿素氮水平，预防肾衰竭。

6. 加强基础护理 防止压疮等皮肤、消化道、呼吸道并发症的发生。

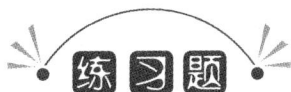

练 习 题

1. 在心肺复苏的程序中 BLS 的含义是

　A. 基础生命支持　　B. 进一步生命支持　　C. 延续生命支持

　D. 持续生命监测　　E. 基本生命监测

2. 判断心跳骤停下列辅助检查哪项最可靠

　A. 测血压　B. 心电图　C. X 线胸片　D. 脑电图　E. 超声心动图

3. 复苏时，胸外心脏按压的位置是

　A. 心前区　　　　　　　B. 胸骨上段

　C. 胸骨下段　　　　　　D. 胸骨上 2/3 与下 1/3 交界处

　E. 胸骨正中

4. 抢救心跳骤停时，胸外心脏按压的频率应该是每分钟

　A. 10 ~ 20 次　　B. 40 次　　C. 60 次　　D. 80 次　　E. 100 次以上

5. 抢救心跳骤停胸外心脏按压时，下压的深度成人应为

　A. 1cm　　B. 2cm　　C. 3cm　　D. 4cm　　E. 至少 5cm

6. 复苏时，胸外心脏按压与人工呼吸的比例为

　A. 1 : 1　　B. 5 : 2　　C. 10 : 2　　D. 20 : 2　　E. 30 : 2

7. 患者心肺复苏后，脑复苏的主要措施是

　A. 维持有效的循环　　　B. 确保呼吸道通畅　　　C. 降温和脱水疗法

　D. 加强基础护理　　　　E. 治疗原发病

8. 心跳骤停应用复苏药物，首选的是

    A. 肾上腺素   B. 异丙肾上腺素   C. 利多卡因

    D. 氯化钙   E. 碳酸氢钠

9. 心脏复苏药主要的给药途径是

    A. 心内注射   B. 皮下注射   C. 静脉注射

    D. 静脉气管内给药   E. 肌内注射

10. 心脏复苏后应用体温疗法，错误的做法是

    A. 头部重点降温   B. 尽早开始降温

    C. 直肠温度降至32℃维持24h   D. 控制寒战和抽搐

    E. 严格控制输液量

11. 在意外事故现场，对受难者诊断是否心跳停止最迅速有效的方法是

    A. 听声音   B. 观察心尖搏动   C. 测血压

    D. 作心电图   E. 触摸颈动脉搏动

12. 抢救心跳骤停的最佳时间是

    A. 4min   B. 8min   C. 10min   D. 12min   E. 30min

13. 对疑有颈部损伤者开放气道常用的方法

    A. 仰头抬颈法   B. 仰面举颏法   C. 托下颌法

    D. 仅清除口中异物   E. 只松解患者的衣领

14. 口对口人工呼吸每次吹气应持续

    A. 1s以上   B. 2s以上   C. 3s以上   D. 4s以上   E. 越长越好

15. 复苏时应尽快携带自动体外除颤器（AED）至急救患者的身旁的主要原因是

    A. 专业人员可在公共场所使用它   B. 没有AED将无法挽救心跳骤停患者

    C. 可挽救更多的心跳骤停患者   D. 可不必再做CPCR

    E. AED很容易学会

16. 各种类型心跳骤停共同病理生理基础是

    A. 心搏停止   B. 心搏无力   C. 心室纤颤

    D. 心脏不能有效的搏出血液   E. 心房扑动

17. 在脑复苏护理中，下列哪项不对

    A. 应用脱水剂要在短时间内滴完   B. 降温的重点部位是腋下和腹股沟区

    C. 用冰帽时要注意保护角膜   D. 有抽搐时加用镇静剂

    E. 应用肾上腺皮质激素

18. 患者，女性，55岁，在回家途中发生车祸，如果你在意外事故现场，对患者诊断是否心跳骤停最迅速有效的方法是

    A. 听心音   B. 观察心尖搏动   C. 测血压

    D. 做心电图   E. 摸颈动脉搏动

19. 一位成年男子走在街上，突然以手抱胸，呻吟一声并立即倒地，失去意识。经下列哪种情况处理，成功的机会最大

    A. 立即由专业人员现场急救

    B. 立即由非专业人员现场胸外心脏按压

    C. 5min 内给心肺复苏术和电击除颤

    D. 10min 内将患者送至最近医院

    E. 立即拨打 "120" 电话，在救护车内就开始抢救

（程忠义）

休克患者的护理

要点导航

◎ **学习要点**

1. 掌握休克的概念、护理措施。

2. 熟悉休克的病因及护理评估。

3. 了解休克的分类和病理生理与临床的关系。

◎ **技能要点**

学会护理休克患者，能根据休克的病理生理特点说出休克的表现，依据监测指标评价休克，进行健康教育。

案例

患者，男性，20岁，左侧肋区受伤、疼痛，到医院检查：脉搏84次/分，血压108/80mmHg。胸部X线透视未见异常，要求回家，医生同意随诊观察。嘱如有不适即返院。1h前大便时突感心慌、出虚汗，立即来院。查体：脉搏120次/分，血压80/60mmHg，神尚清，面色苍白，四肢发冷，尿量减少，心肺未见异常，全腹压痛，左上腹为著，伴有轻度肌紧张、反跳痛。移动性浊音（＋）肠鸣音8次/分。腹穿抽出不凝固血液，化验血红蛋白80g/L，B超证实脾破裂，诊断为失血性休克、脾破裂。

如果你是值班护士该如何护理？怎样才能通过监测判断休克的变化？

第一节 概 述

休克是由于多种致病因素作用引起的有效循环血急剧减少，导致器官和组织微循环灌注不足，致使组织缺氧、细胞代谢紊乱和器官功能受损的危急临床综合征。有效循环血量锐减和组织灌注不足是休克的血流动力学特征。血压下降是是休克最常见、最重要的体征。组织缺氧造成毛细血管交换功能障碍和细胞受损是休克的本质。不同病因的休克有各自的特点，但均有共同的病理生理变化，即微循环障碍、代谢改变和内脏器官继发性损害。休克的最终结果是多器官功能障碍综合征（MODS），其病死率较高。休克恶化是一个从组织灌注不足发展为多器官功能障碍衰竭的病理过程。因此，应特别重视休克的现场急救；迅速恢复有效循环血量，纠正微循环障碍，恢复细胞正常代谢及维护重要器官功能，去除病因是抢救休克的关键。

知识链接

有效循环血量是指运行于机体心血管中的血液量，约占全身总血容量的80%～90%，受血容量、心排血量和周围血管张力的影响。任何原因使三者之一发生改变，均可引起有效循环血量减少，各器官组织微循环血流灌注不足而发生休克。

一、病因分类

1. 低血容量性休克 由于血容量的骤然减少，回心血量不足引起。常见原因有：①失血如外伤所致的脾破裂，消化性溃疡或食管静脉曲张破裂引起的上消化道出血，异位妊娠破裂、动脉瘤破裂等，又称为失血性休克；②脱水如严重腹泻、呕吐，肠梗阻、腹膜炎中暑引起大量水电解质丢失；③血浆丢失如大面积烧伤、烫伤、化学烧伤等；④严重创伤如骨折、挤压伤、大手术等，常称为创伤性休克。

2. 心源性休克 由于心肌受损导致心排血量降低，不能满足器官和组织的血液供应所致。常见于：①大面积心肌梗死、急性心肌炎等所致的心肌收缩力降低和动脉血压降低；②主动脉或肺动脉瓣狭窄、瓣膜穿孔、大块肺栓塞等引起的心脏射血功能障碍；③严重房室瓣狭窄、快速心律失常、急性心脏压塞、主动脉夹层瘤等引起的心室充盈障碍。

3. 感染性休克 由细菌、病毒、真菌、立克次体、衣原体、原虫等微生物感染，使血液分布异常，导致有效循环血量不足引起，称中毒性休克或内毒素性休克。常见原因有大肠埃希菌、铜绿假单胞菌、变形杆菌等革兰阴性杆菌引起的脓毒症、腹膜炎、化脓性胆管炎等；也可见于革兰阳性球菌如金黄色葡萄球菌、肺炎球菌等引起的脓毒症、中毒性肺炎等，由病毒、及其他致病微生物引起的流行性出血热、乙型脑炎、衣原体病、支原体病等。

4. 过敏性休克 某些药物（如青霉素）、生物制品等进入体内做为抗原和相应抗体结合发生Ⅰ型变态反应。主要是使血管扩张、血管通透性增加、血浆渗出到组织间隙，致使循环血量迅速减少引起。

5. 神经源性休克 高位脊髓麻醉或损伤、剧烈疼痛等剧烈的神经刺激引起血管活性物质释放，使动脉调解功能障碍，导致外周血管扩张、血管容量增加、有效循环血量相对不足，引起神经源性休克。

休克为一严重、动态的病理过程。其临床表现因病因不同而各具特性。最初往往是交感神经活动亢进的表现，低血压可能在休克晚期时出现。低血容量性休克等可有典型的微循环各期变化。流脑、败血症、流行性出血热、病理产科时可很早发生 DIC；由脊髓损伤或麻醉引起的，可因而交感神经发放冲动，突然发生血流重新分布；心源性休克可因泵衰竭而使血压一开始即明显降低。

休克的治疗主要是及时治疗引起休克的原发病，去除病因，如控制感染、去除过敏原、补充血容量等。同时积极抗休克，必要时进行手术治疗。

📢 **知识链接**

☞ 休克的病理生理学分类 ☜

①低血容量性休克（内源性和外源性）。②心源性休克。③阻塞性（按解剖部位分为腔静脉性、心包性、心腔性、肺循环性、主动脉性）休克。④血流分布性（高或正常阻力性、低阻力性）休克。

☞ 休克按血流动力学分类 ☜

1. 低动力型休克　亦称低排高阻型休克，其血流动力学特点是心排血量低，外周血管阻力高，由于皮肤血管收缩，血流量减少，使皮肤温度降低，又称为"冷休克"。

2. 高动力型休克　亦称高排低阻型休克，其血流动力学特点是总外周血管阻力低，心排血量高。由于皮肤血管扩张，血流量增多，使皮肤温度升高，故又称"暖休克"。

二、休克的病理生理改变

休克发生后机体可发生一系列相应的病理生理改变，主要包括微循环改变，体液代谢变化和重要器官的继发性损害，特点如下。

考点提示

休克的基本病理变化。

直通护考

各种类型休克基本病理变化是
A. 血压下降　　B. 中心静脉压下降
C. 脉压减少　　D. 尿量减少
E. 有效循环血量锐减
参考答案：E

1. 微循环缺血期或缺血缺氧期（相当于休克早期）　微循环受休克起动因子的刺激使儿茶酚胺等体液因子大量释放引起末梢细小动脉、微动脉、毛细血管前括约肌、微静脉持续痉挛，毛细血管前阻力增加，大量真毛细血管关闭，导致微循环灌流量急剧减少，血液重新分布（以保证心脑等重要器官的血供）。此外 ARDS 系统兴奋，抗利尿激素等分泌增多，以维持血压和循环。随病情发展，微循环动静脉吻合支开放，微动脉血液直接进入微静脉（直接通路）以增加回心血量。

2. 微循环淤血期或失代偿期（相当于休克期）　小血管持续收缩，组织缺氧，无氧代谢后乳酸堆积，导致代谢性酸中毒，使微动脉和毛细血管前括约肌呈舒张反应，而微静脉和毛细血管后括约肌仍呈持续收缩状态，导致血液进入毛细血管网，造成微循环淤血，毛细血管通透性增加，大量血浆外渗，最终使循环血量锐减。此外，白细胞在微血管壁黏附，微血栓形成，使回心血量明显减少，使血压下降，组织细胞缺氧及器官受损加重。各种体液因子造成细胞损害，亦是各种原因休克的共同规律，被称为"最后共同通路"。

3. 微循环凝血期（DIC期，相当于休克晚期） 细胞缺氧更为严重，体液外渗加剧，血液浓缩和黏滞度增高，血管内皮损伤后使内皮下胶原纤维暴露，血小板聚集，促发内凝及外凝系统，在微血管形成广泛的微血栓。细胞因持久缺氧后胞膜损伤，溶酶体释放，细胞坏死自溶，并因凝血因子的消耗而出现弥散性出血。同时因胰腺、肝脏、肠道缺血后分别产生心肌抑制因子（MDF）、血管抑制物质（VDM）及肠因子等有害物质，最终导致重要器官发生严重损害、功能衰竭，为休克的不可逆阶段。

微循环障碍持续超过10h，内脏器官的组织可因严重缺血、缺氧而发生细胞变性、坏死和出血，导致几种内脏器官同时或相继受损，出现多器官功能障碍甚至衰竭，是造成休克死亡的主要原因。

📢 **知识链接** ────────────────────

ᕙ **重要器官的继发损害** ᕗ

1. 心 缺血缺氧、酸中毒、高血钾、心肌抑制因子使心功能抑制，DIC形成后，可发生局灶性坏死，使心肌受损，收缩力下降，最终发生心功能不全。

2. 肺 由于微循环障碍，肺通气血流比例失调、弥散功能障碍导致动脉血氧分压进行性下降，出现急性呼吸衰竭。

3. 脑 微循环障碍可加重脑缺氧程度，产生脑水肿和颅内压增高。

4. 肾 早期因肾血管痉挛产生少尿。时间延长则出现急性肾小管坏死，导致肾功能衰竭。

第二节 休克患者的护理

【护理评估】

1. 健康史 评估患者有无引起休克的病因和休克发生的时间、程度及经过，如损伤、大量出血或体液急剧丧失；心功能不全致心排血量减少；重症感染；过敏、神经受到强烈刺激等。是否经抗休克治疗，治疗经过、用药及效果情况等。同时还应注意伴随症状及出现的时间与程度。

2. 身体状况

（1）临床症状与体征 评估患者的意识、皮肤黏膜的颜色和温度、生命体征、周围循环状况及尿量等。临床上根据休克病程的演变，各期临床表现有所不同。

1）休克早期 ①面色苍白，多汗、皮肤湿冷，口唇或四肢末梢轻度发绀；②意识清楚，伴有轻度兴奋、紧张、烦躁与不安；③血压大多正常，速脉、脉压差较小；④呼吸深而快；⑤尿量减少；⑥眼底动脉痉挛。

2）休克期 ①全身皮肤由苍白转为淡红或发绀或出现花斑，四肢湿冷；②烦躁不安或神情淡漠、感觉迟钝；③体温正常或升高；④脉搏细弱，血压可下降至 70～80mmHg；⑤呼吸急促、出现呼吸衰竭；⑥尿量进一步减少或无尿（＜20ml/h），并出现代谢性酸中毒；⑦眼底动脉扩张。

3）休克晚期 ①全身皮肤黏膜发绀，紫斑出现，四肢厥冷，冷汗；②意识不清或昏迷；③体温不升；④脉细弱，血压甚低或测不到，心音弱；⑤呼吸微弱或不规

则，呼吸衰竭，严重低氧血症，酸中毒；⑥无尿；⑦有呕血、便血等出血倾向，患者常继发心、肺、肾等器官功能衰竭。

（2）休克程度的判定 临床上将休克分为轻、中、重三度，一般根据休克的表现判断休克的程度（表4-1）。

表4-1　休克程度的估计

程度	轻度	中度	重度
意识	意识清楚，表情痛苦，精神紧张	意识尚清楚，表情淡漠	意识模糊，甚至昏迷
口渴	口渴	口渴明显	非常口渴，可能无主诉
皮肤黏膜	开始苍白，皮温正常或发凉	苍白，发凉	显著苍白，肢端青紫冰冷
脉搏	100次/分以下，有力	100～200次/分	速而细弱或触摸不到
血压	收缩压正常或稍升高，舒张压升高或正常	收缩压70～90mmHg，脉压小	收缩压60mmHg以下或测不到
尿量	正常	尿少	尿少或无尿
失血量估计	20%以下（800ml以下）	20%～40%（800～1600ml）	40%（1600ml）以上

（3）休克病因的判断　根据患者的表现判断休克的原因。如患者有出血、血压及血红蛋白进行性下降，应考虑失血性休克；如有颈静脉怒张、心音低及肝大应考虑心源性休克；有颈椎损伤、四肢瘫痪及剧痛，应考虑神经源性休克；有喉头水肿、呼吸困难以及用药史等，应考虑过敏性休克。临床常见休克的鉴别见表4-2。

表4-2　几种常见休克的鉴别

指标	低血容量性休克	感染性休克	心源性休克	神经源性休克
肤色及肢端温度	苍白、发凉	有时红、暖	苍白、发凉	红润，温暖
外周静脉充盈度	萎陷	不定	收缩、萎陷	充盈良好
血压	降低	降低	降低	降低
脉率	加快	加快	加快或减慢	正常或降低
尿量	减少	减少	减少	正常或降低
中心静脉压	降低	升高或降低	升高	正常
PaO_2	初期升高晚期下降	降低	降低	正常
$PaCO_2$	降低	降低或升高	初期降低	正常或降低
pH	降低	降低	降低	不定
红细胞比容	升高或降低	正常	正常	正常

3. 心理及社会状况　休克起病急，病情变化快，加之抢救时使用的监测治疗仪器较多，患者及家属感到病情危重及面临死亡的威胁，出现不同程度的紧张、焦虑、恐惧等心理反应。此时应正确评估患者和家属对疾病的情绪反应、心理承受能力和对治疗及预后的了解，病情危重的患者，一般不易获得患者的主观资料，可通过与患者的家属及知情人了解病情，判断疾病给患者带来的心理压力。

4. 实验室检查

（1）血液检查　红细胞计数、血红蛋白量和红细胞比容可提示失血情况，确定血液稀释或浓缩；白细胞计数和分类计数提示是否存在感染。

（2）动脉血气分析　动脉血氧分压（PaO_2）：动脉血二氧化碳分压（$PaCO_2$）可判断患者缺氧或肺功能状况。测定 pH、碱剩余（BE）、缓冲碱（BB）等，可了解有无酸碱平衡失调。

（3）血清电解质测定　可了解体液代谢和酸碱平衡失调的程度。

（4）动脉血乳酸盐测定　反映细胞缺氧程度，正常值为 $1.0 \sim 1.5nmol/L$。休克时间越长，血流灌注障碍越严重，动脉血乳酸盐浓度也愈高，病情愈严重。

（5）DIC 监测　疑有 DIC 时，测定血小板计数、凝血酶原时间、血浆纤维蛋白原含量以及血浆鱼精蛋白副凝试验（3P 试验），血小板计数低于 $80 \times 10^9/L$，纤维蛋白原低于 $1.5g/L$，凝血酶原时间较对照延长 3s 以上，结合休克晚期临床表现可考虑 DIC。

5. 治疗要点　针对休克发生的原因和不同发展阶段特点采取相应的治疗措施。其治疗原则包括：尽快恢复有效循环血量；积极处理原发病症，纠正微循环障碍，恢复组织灌注，增强心肌功能，恢复正常代谢，保护重要器官功能，预防多器官功能障碍综合征发生。

【护理问题】

1. 体液不足　与失血、失液有关。

2. 组织灌注量改变　与微循环障碍有关。

3. 气体交换受损　与肺循环灌注不足，造成肺泡与微血管之间气体交换减少有关。

4. 焦虑　与患者处于病危状态，担心疾病预后有关。

5. 体温调解无效　与感染、组织灌注不足有关。

6. 潜在并发症　感染、压疮、意外受伤、多器官功能障碍综合征等。

【护理措施】

（一）急救护理

1. 保持呼吸道通畅　使头部后伸，清除呼吸道分泌物和异物；解开衣领，解除气道压迫；通过鼻导管和面罩给氧，必要时行气管插管或气管切开，给予呼吸机辅助呼吸。

2. 平卧位或抗休克体位　急救患者可取平卧位，或临时安置患者于头和躯干抬高 $20° \sim 30°$，下肢抬高 $15° \sim 20°$ 卧位，以暂时增加回心血量。

3. 处理原发病　对创伤的患者，稍大做包扎、固定、制动、止血。常用的止血方法为局部压迫法和结扎带结扎止血法；必要时使用抗休克裤止血，在控制腹部和下肢出血的同时，还能迫使血液回流，改善重要器官的血供。

4. 建立输液通路　可补充血容量，维持体液平衡，方便救治。

5. 其他措施 如镇静止痛、保暖等。

(二) 一般护理

1. 维持生命体征平稳 严重休克患者应安置在 ICU 内监护救治，病室内温度 22℃ ~ 28℃，相对湿度 70% 左右。保持空气新鲜，良好通风。患者采取抗休克体位，即头和躯干抬高 20°~30°，下肢抬高 15°~20°，以增加回心血量。及早建立静脉通路，维持血压。保持气道通畅，早期给予吸氧，吸入氧浓度为 40% 左右。使用鼻导管或面罩给氧时，应注意影响气道通畅的因素，如舌根后坠、颌面、颅底骨折、咽部血肿、鼻腔出血、吸入异物或呕吐、喉头水肿、严重胸部创伤等。注意保温，但不能体表加热。危及生命的伤情应优先处置，包括创伤制动、大出血的止血、保持呼吸道通畅等。

2. 密切监测病情

（1）观察生命体征、神志、尿量等变化 病情危重时每 15min 记录 1 次，待病情稳定后，30~1h 记录 1 次。监测血流动力学变化，每 4~6h 监测 1 次，及时了解呼吸功能及血气分析结果。

（2）监测重要器官的功能 注意观察出血现象，一旦皮肤、黏膜有出血点或血凝异常，如采血标本长时间不凝固，或凝固时间明显延长，抽血过程中血液迅速凝固于注射器或针头内，或者静脉滴注过程中针头频繁堵塞，要考虑到发生 DIC 的可能。快速补液时应注意有无肺水肿及心力衰竭的表现，如咳嗽、咳粉红色泡沫痰等。如发现重要器官的损害，应及时处理。

3. 血流动力学监测

（1）中心静脉压（CVP） 主要反映回心血量与右心室射血能力，有助于鉴别心功能不全或者血容量不足引起的休克，对决定输液的量和质以及选用强心、利尿或血管扩张剂有较大指导意义。正常 CVP 为 5~10cmH$_2$O（0.49~0.98kPa），它与右心室充盈压成正比。

（2）肺毛细血管楔压（PCWP）测定 在无肺血管和二尖瓣病变时测定 PCWP 可反映肺静脉、左心房、左心室压力。PCWP 正常值为 6~12mmHg（0.8~2.0kPa），通过测定 PCWP 可了解患者血容量及肺循环阻力状况，对估计血容量、掌握输液速度和防止肺水肿等是一个很好指标。PCWP 检测是一项有创性检查，有发生严重并发症的可能，故应当严格掌握适证。

（3）心排血量（CO） 反映心脏泵功能的一项综合指标，受心率、前负荷、后负荷及心肌协调性和收缩力等因素的影响，其正常值为 4~6L/min。休克时，心排血量降低，但感染性休克有时较正常值高。

（4）心脏指数（CI） 即每单位体表面积的心排血量，可反映休克时周围血管阻力的改变及心脏功能情况。计算公式为：心脏指数 = 心排血量/体表面积，正常值为 2.5~3.5L/（min·m^2）。休克时，如周围血管阻力降低，心脏指数代偿性增高；如周围血管阻力增高，心脏指数代偿性下降。

(5) 休克指数　休克指数对低血容量休克有一定参考价值。计算公式为：休克指数 = 脉率/收缩压，正常值为 0.5 左右。如休克指数 ≈ 1，提示血容量丧失 20% ~ 30%，如指数为 1 ~ 2，提示血容量丧失 30% ~ 50%。

4. 补充血容量　休克患者应开放两条静脉通道，一条保证快速输液迅速扩容，另一条保证各种药物按时输入。有条件最好采用中心静脉置管，可以快速补充血容量。抗休克通常首先采用晶体液，如平衡盐溶液（碳酸氢钠等渗氯化钠溶液），后输入胶体液，应做好对微循环状态及血容量是否合适的判断。循环状态的临床判断可根据前述血流动力学指标进行监测；容量是否合适的简单的临床判断可以根据以下几方面的观察：①颈静脉是否充盈，四肢血管是否充盈；②肝脏是否肿大，有无压痛，肝颈静脉回流征阳性表示血容量已补足；③当患者采取半卧位或半坐位时，心率及血压有无明显改变，若有改变表示血容量不足；④让患者平卧将下肢抬高 90°，若血压上升表示血容量不足；⑤收缩压与脉率的差值在 10 以下，表示血容量不足。

5. 血管活性药物应用护理　若血容量基本补足但循环状态仍未好转，患者表现发绀、皮肤湿冷时，可使用血管活性药物。但应注意：①应小剂量开始，根据病情变化调整用量和药物的种类；②根据血压调节滴速，开始使用血管活性药物时，血压常不稳定，应每隔 5 ~ 10min 测量血压 1 次，根据血压变化调节药物浓度或滴速。待血压平稳后，改为 15 ~ 30min 测量血压 1 次。因为部分较敏感的患者收缩压可由测不到而突然升高，甚至上升到 200mmHg 以上，而使患者感到头痛、头晕、烦躁不安，此时应立即停药；③防止药物外渗，以免引起局部组织坏死；④注意保护血管，每 24h 更换输液管，输液肢体适当制动。

6. 积极配合治疗原发病　在尽快恢复有效血容量时，应协助找出病因，及时治疗引起休克的原发病。

7. 心理护理　休克抢救工作紧张，仪器使用繁多，易给患者及家属造成强大的心理压力，又因病情危重、面临死亡而产生焦虑、恐惧、紧张、烦躁不安等反应，影响治疗和护理。因此在配合抢救过程中以认真、稳重的工作态度，熟练的技术操作，有序的执行医嘱，稳定患者及家属情绪。同时耐心解释有关病情变化，给予患者和家属战胜疾病的信心。

【健康指导】

患者病情稳定后，应向家属或患者介绍引起休克的各种原因，做好家庭护理，采取有效的措施预防休克的发生。

考点提示

休克的护理措施、休克时血管扩张剂的使用、抗凝治疗。

直通护考

1. 休克患者使用血管扩张药必须具备的条件是

A. 纠正酸中毒　　　B. 心功能正常　　　C. 尿量减少

D. 补足血容量　　　E. 与皮质激素同用

2. 一休克患者，在抢救过程中出现呼吸困难、发绀，吸氧无效，PaO_2持续降低。诊断是休克肺，护理措施首先应采取

A. 呼气终末正压给氧　　　　　B. 持续吸纯氧

C. 快速输液　　　　　　　　　D. 给血管活性药物

E. 气管切开

（3~5题共用题干）

男性，从三楼坠下后12h，神志不清，无脉搏，无血压、无尿、体温不升，全身广泛出血倾向，可见大片皮下淤斑，并有呕血、便血，呼吸微弱

3. 该患者处于休克的哪期

A. 休克早期　　B. 休克期　　C. 休克晚期　　D. 濒死期　　E. 系统功能衰竭期

4. 该患者易并发

A. 呼吸衰竭　　B. 急性肾功能衰竭　　C. 肝衰竭　　D. 血液系统衰竭

E. 多系统衰竭

5. 对该患者最主要的抢救措施是

A. 吸氧　　B. 强心　　C. 扩容　　D. 抗凝疗法　　E. 降温

参考答案：1. D；2. A；3. C；4. E；5. D

练习题

1. 休克患者的体位最好是取

A. 半卧位　　　B. 低半卧位　　　C. 中凹位

D. 下肢抬高 30°　　E. 侧卧位

2. 各型休克的共同病理改变是

A. 血压下降　　　B. 脉压缩小　　　C. 有效循环血量锐减

D. 中心静脉压下降　　E. 血管张力降低

3. 下列哪项是休克患者的危重征象

A. 收缩压低于 80mmHg（10.7kPa）　　　B. 伴代谢性酸中毒

C. 脉搏细速 120 次/分　　　　　　　　D. 神志淡漠

E. 皮肤出现多数淤点、淤斑

4. 休克早期的临床表现是

A. 表情淡漠　　　　　　B. 发绀，四肢厥冷　　　　C. 血压下降，脉速

D. 脉压小，尿量减少　　E. 抽血时血液黏稠易凝

5. 休克患者微循环衰竭期的典型临床表现是

A. 表情淡漠　　　　　　B. 皮肤苍白　　　　　　C. 尿量减少

D. 血压降低　　　　　　E. 全身广泛出血

6. 休克患者使用血管扩张药，必须具备的条件是

A. 纠正酸中毒　　　　　B. 心功能正常　　　　　C. 补充血容量

D. 先用血管收缩药　　　E. 与皮质激素同用

7. 关于休克护理，下列哪项不妥

A. 平卧位　　　　　　　B. 常规吸氧　　　　　　C. 给热水袋，保暖

D. 观察每小时尿量　　　E. 每 15min 测血压、脉搏 1 次

8. 抗休克治疗时，下列哪项药物对改善肾缺血有利

A. 去甲肾上腺素　　　　B. 肾上腺素　　　　　　C. 多巴胺

D. 麻黄碱　　　　　　　E. 去氧肾上腺素

9. 观察休克患者时，下列哪项是反映组织灌流量最简单有效的指标

A. 血压　　B. 脉搏　　C. 神志　　D. 尿量　　E. 肢端温度

10. 以下哪种休克不属于病因学分类

A. 低血容量性　　B. 心源性　　C. 过敏性　　D. 阻塞性　　E. 神经源性

11. 下列哪项是休克患者的危重征象

A. 收缩压 80mmHg（10.7kPa）　　　B. 伴代谢性酸中毒　　C. 脉搏细数

D. 神志淡漠　　　　　　　　　　　　E. 皮肤出现多处淤点、淤斑

12. 治疗休克的最基本措施是

A. 扩容　　　　　　　　B. 抗感染　　　　　　　C. 强心

D. 纠正电解质失调　　　E. 纠正酸碱失衡

13. 休克患者微循环衰竭期的典型表现

A. 表情淡漠　　　　　　B. 皮肤苍白　　　　　　C. 脉压减少

D. 血压下降　　　　　　E. 全身广泛出血

14. 护理休克患者适宜的体位是

A. 平卧位　　　　　　　B. 端坐位

C. 头低足高位　　　　　D. 头与躯干、下肢均抬高 20°

E. 头与下肢均抬高 40°

15. 早期发现休克病情变化的简便方法是

    A. 神志变化   B. 血压变化   C. 脉搏变化

    D. 呼吸变化   E. 体温变化

16. 适用于各类休克治疗的基本措施是

    A. 扩充血容量   B. 纠正代谢紊乱   C. 维护重要器官功能

    D. 治疗原发病   E. 防止交叉感染

17. 休克期的临床表现是

    A. 紧张、烦躁不安   B. 苍白，四肢湿冷   C. 血压下降，脉速

    D. 脉压小，尿量减少   E. 采血时血液黏稠易凝血

18. 男性患者，感染性休克，在输液期间，监测中心静脉压为 $4cmH_2O$（0.392kPa），血压90/70mmHg（12/9.3kPa）。正确的处理是

    A. 减慢输液速度   B. 加快输液速度   C. 减慢输液速慢，加利尿剂

    D. 维持原输液速度   E. 减慢输液速度，加升压药

19. 男性患者，36岁。扑救山火时被大面积烧伤，处于休克中，补充血容量最合理的是

    A. 晶体液   B. 胶体液   C. 新鲜全血

    D. 血浆或血浆代用品   E. 生理盐水

20. 患者，45岁，失血性休克，正在进行扩容疗法，中心静脉压监测为 $5cmH_2O$（0.49kPa），血压70/50mmHg（9.3/6.7kPa），应

    A. 加快输液速度   B. 维持原速输液   C. 减慢滴速

    D. 停止输液   E. 加用强心药

21. 某休克患者进行扩容疗法快速输液时，监测得中心静脉压 1.47kPa（$15cmH_2O$），血压80/60mmHg（10.7/8kPa），应采取的措施是

    A. 大量输液加快速度   B. 控制速度，减慢输液   C. 减慢输液加用强心药

    D. 暂停输液   E. 用升压药

22. 某休克患者，监测中心静脉压和动脉压均低于正常，休克的原因可能是

    A. 心功能不全   B. 血容量不足   C. 输液过量

    D. 肺栓塞   E. 肺水肿

23. 休克经处理后，临床上微循环改善的最重要指标是

    A. 血压下降   B. 尿量 >30ml/h   C. 四肢温度上升

    D. 皮肤发绀转为红润   E. 神志清楚

24. 为预防休克的发生下列哪项错误

    A. 急腹症可疑者给止痛剂   B. 出血者要止血扩容

    C. 股骨骨折要固定止痛   D. 严重脱水患者及时纠正

    E. 预防过敏反应

25. 休克患者护理问题不包括
   A. 恢复血容量
   B. 增加心排血量
   C. 增加组织血液灌注和细胞缺氧
   D. 保持呼吸道通畅和供氧
   E. 防止出血

（程忠义）

多器官功能障碍综合征患者的护理

要点导航

◎ **学习要点**

　　1. 掌握多器官功能障碍综合征临床特点和诊断依据。

　　2. 熟悉多器官功能障碍综合征的护理评估和护理措施。

◎ **技能要点**

　　能熟练运用所学知识，对多器官功能障碍综合征患者进行急救护理。

案例

　　患者，女性，55岁。既往有消化性溃疡病史8年，治疗不正规。3日前，餐后突然腹痛来诊，近2日尿量少。体检：体温38.6℃，脉搏128次/分，呼吸30次/分，血压90/60mmHg。神志清，精神淡漠，四肢湿冷，口唇发绀，双肺无干湿性啰音，心率128次/分，心律齐，心音低，腹肌紧张，压痛、反跳痛明显，肠鸣音减弱。余检查未见异常。

　　患者原发病可能是什么？目前处于什么状态？导致的原因是什么？需做哪些检查？应如何进行救护？

　　多器官功能障碍综合征（MODS）是指人体在严重创伤、感染和休克等急性损害时，同时或相继出现两个或两个以上器官或系统的功能障碍或衰竭。

【疾病概述】

（一）常见原因

引起多脏器功能障碍的病因很多，常见病因如下。

1. 严重感染和败血症　严重感染是最重要、最常见的始动因素，MODS 患者 70% ~ 90% 有败血症。

2. 严重创伤、烧伤、大手术　无论有无感染均可发生。

3. 各型休克　尤其是感染性休克和失血性休克最常见。

4. 诊疗失误　如危重患者持续使用高浓度吸氧致使肺泡表面活性物质破坏、肺血管内皮细胞损害；大量输血、输液及药物使用不当等。

5. 特殊的宿主因素　如年龄、并存疾病、宿主生理状况等。

（二）发病机制

MODS 的发病机制十分复杂，涉及神经、体液、内分泌和免疫等诸多方面，目前有炎症失控学说、二次打击学说、肠道动力学说及自由基损害学说等，现在的主流认为炎症失控是 MODS 发生的根本原因。

（三）临床特点

（1）从原发损伤到发生脏器功能障碍有一定的时间间隔；器官功能障碍为多发的、进行性的，动态的过程。

（2）发生功能障碍的脏器多是直接受损脏器的远离器官；原发致病因素是急性的，且较严重。

（3）循环系统处于高排低阻的高动力状态。

（4）持续高代谢状态和能量利用障碍。

（5）高氧输送和氧利用障碍以及内脏器官的缺血缺氧，使氧供应的矛盾更加突出。

（6）器官功能障碍为可逆的，经过及时地干预治疗，功能有望恢复。

（四）诊断依据

（1）诱发因素如严重感染、严重创伤、休克、延迟复苏以及大量坏死组织存留或凝血机制障碍等。

（2）全身炎症反应综合征（SIRS）。

（3）多器官功能障碍（两个或两个以上脏器或系统功能障碍）。及时、正确地判断 SIRS 及多器官功能障是及时诊断 MODS 的关键。

由于 MODS 是一个渐进损伤的过程，在功能正常、功能不全和功能衰竭之间并非泾渭分明，而是有一定范围的重叠，很难划定一个明确的界限。为了早期治疗，重视其发展趋势更为重要，只要患者器官功能不断恶化并超出目前公认的正常范围，即可认为发生了"器官功能不全"。

> **知识链接**
>
> 全身炎症反应综合征（SIRS）是因感染或非感染病因作用于机体而引起的机体失控的自我持续放大和自我破坏的全身炎症反应，是机体修复和生存而出现过度应激反应的一种临床过程。

（五）治疗原则

在去除病因的前提下，进行综合治疗最大限度地保护各系统器官的功能。包括防治休克，控制感染，加强循环、呼吸功能支持，改善患者全身状态和免疫功能，加强代谢支持，及早治疗任何一个首先发生的器官功能衰竭，阻断恶性循环，减少受损器官。

【护理评估】

1. 健康史 了解患者是否发生严重感染、严重创伤、休克，以及损伤的程度和情况，有无不正确给氧、输液、输血等诊疗失误，有无意外事故及手术史；了解患者是否有心、肝、肾的慢性疾病，有无免疫功能低下等。

2. 身体状况 除原发病的表现外，随时间的推移，可出现其他脏器功能障碍的表现。原发病不同，其临床症状和其他脏器功能障碍的表现也不同（表5-1）。

表5-1 各脏器功能障碍临床表现

受累脏器	临床表现和实验室检查
循环系统	晕厥、急性肺水肿、心跳骤停和休克等主要表现。可伴有心动过速、心律失常和血压下降等
呼吸系统	呼吸急促或缓慢，呼吸困难，喘息样呼吸；代谢性酸中毒，呼吸性碱中毒，或代谢性酸中毒合并呼吸性碱中毒，顽固性发绀。肺顺应性降低，ARDS等。$PaO_2 < 60mmHg$、$PaCO_2 > 45mmHg$、胸片显示肺弥漫性浸润等
肾	少尿或无尿、等渗尿或低渗尿、急性肾功能衰竭。实验室检查：血尿素氮↑、肌酐↑，血Na^+↑、K^+↑、Ca^{2+}↓，尿相对密度降低（肾前性升高）和尿钠减少，内生肌酐清除率↓
消化系统	恶心、呕吐、腹泻、便秘，应激性溃疡，肠蠕动减弱、肠麻痹、肝功能减退等。实验室检查：转氨酶↑、血清蛋白↓、血糖↑、潜血试验阳性等
血液系统	易感染、全身出血倾向、DIC等。实验室检查：PT和APTT延长，FDP↑、凝血因子↓、血小板计数↓、纤溶酶原↓、血红蛋白和血细胞比容↓等
神经系统	头痛、意识改变、呼吸抑制、颅内压 >15mmHg、GCS <6分、体温过高或过低

3. 心理-社会状况 由于MODS发病快、病情重，加之病房中仪器多、患者身上管道多及抢救时的气氛，患者及家属的心理负担沉重。多有紧张、恐惧、焦虑、悲观。

4. 实验室检查 不同的脏器功能障碍有不同的实验室检查内容。

【护理问题】

1. 气体交换受损 与肺损伤、肺淤血、肺栓塞等有关。

2. 清理呼吸道无效 与呼吸道感染、气道分泌物过多或黏稠、咳痰无力等有关。

3. 组织灌注量改变 与心排血量减少、微血管广泛凝血及出血有关。

4. 活动无耐力 与心脏收缩功能减低、感染及多脏器功能障碍有关。

5. 有体温失调的危险 体温过高或体温过低，与感染、颅内压增高、循环功能降低有关。

6. 有受伤的危险——出血 与DIC所致的凝血因子被消耗、继发纤溶亢进、肝素应用的副作用有关。

7. 恐惧 与创伤或原发病引起的痛苦、病室环境、创伤性抢救及对后果不可预测有关。

8. 知识缺乏 缺乏与疾病相关的知识和治疗护理配合知识。

【护理措施】

（一）基础护理

将患者置于 ICU 或单人病房，24h 专人特护。保持室内适当的温度、相对湿度和清洁卫生，避免交叉感染。监测心电、血压、SPO_2，持续、及时、准确填写特护记录单。严格无菌操作和隔离制度，注意口腔、皮肤护理，定时清洁口腔，勤翻身，防止口腔炎和压疮；对发热者要采取温和的降温方式，避免应用大量激素使体温骤降发生虚脱。

（二）营养支持护理

MODS 患者处于高代谢状态，能量消耗极大，免疫功能低下，代谢障碍，因此保证营养极为重要。临床上经常通过静脉营养和鼻饲供给，尽可能地通过胃肠道摄入营养，必要时可用静脉营养，但静脉营养的脂肪乳剂不易分解代谢，且对肺、肝有影响，因此使用时应严密观察。

（三）病情观察

由于 MODS 的死亡率很高，所以要加强各系统器官的监护，做到有预见性的护理，维持其良好的功能状态，把器官受损的严重程度和数目控制到最低限度。

1. 体温 严重创伤后常有低体温，低体温常引起凝血功能障碍和心功能不全。MODS 多伴有感染，体温高达 38℃ ~ 40℃，伴有白细胞增高则提示全身感染的可能。当严重感染合并脓毒血症休克时，血温可高达 40℃ 以上，而皮温低于 35℃，提示病情十分危重，常是危急征象或临终表现。

2. 脉搏和心率 脉搏常可反映心脏、血管功能状态和血容量多少。要注意其快慢、强弱及是否规则。细数常为心力衰竭；不规则常为心律失常。同时注意心律与脉率是否一致。

3. 呼吸 观察呼吸的快慢、深浅、节律等，是否伴有发绀、哮鸣音、"三凹征"等变化。浅快呼吸预示有呼吸窘迫存在，潮式呼吸，以及点头样呼吸，均是垂危征象。

4. 血压 密切观察血压变化，以了解心脏和血管功能状态。血压过低提示可能合并休克。

5. 意识 MODS 患者可出现嗜睡、昏迷等，注意观察其双侧瞳孔大小和对光反射及压眶反应，要注意识别中枢性与其他原因所造成的征象。

6. 心电监测 心电图可以反映心脏的电生理变化，对各种类型的心律失常有独特的诊断价值。

7. 肾功能 主要监测尿量、血尿素氮和血肌酐。

（1）尿的变化 尿量是肾功能变化的最直接指标，观察出入量、每小时和 24h 尿量。当每小时尿量小于 30ml 时，提示肾血流灌注不足；当 24h 尿量少于 400ml 时，提示有一定程度的肾损害；当24h尿量小于100ml时为尿闭，提示肾衰竭，但也要警惕非少尿性肾衰竭，尿相对密度减低提示为低渗尿。

（2）血尿素氮、肌酐　尿素氮、肌酐是体内蛋白质代谢产物，在正常情况下，血尿素氮、肌酐主要经肾小球滤过排出。当肾实质损害时，肾小球滤过功能随之降低，使其浓度升高。因此，测定血中尿素氮和肌酐的浓度，可以判断肾小球的滤过功能。

8. 组织氧合状态　氧输送（DO_2）、氧消耗（VO_2）和氧摄取率（O_2ER 等于 DO_2 与 VO_2 的比率），反映组织的氧合状态。监测胃肠黏膜内 pH（pH_i），以及时发现胃肠黏膜缺血和胃肠功能状态，指导治疗、评价治疗效果。

9. 皮肤　观察皮肤颜色、湿度、弹性，注意有无皮疹、出血点、淤斑，及早发现缺氧、脱水、过敏、DIC 征象。

（四）系统支持护理

1. 循环支持　MODS 患者常发生心功能不全，血压下降，微循环淤血等变化。因此应加强心功能监测，遵医嘱补液维持充足的血容量，减低心脏负荷、遵医嘱利尿剂、强心剂维持有效心功能。

2. 呼吸支持　保持气道通畅，给予合理氧疗，做好机械通气护理。

3. 肾功能支持　根据肾功能衰退的发病过程给予相应的处理，总原则是扩张血容量和维持血压，但要避免使用血管收缩药，保证和改善肾脏的血液灌注。控制入水量，少尿期补液原则"量出为入，宁少勿多"，可参考：每天补液量 = 显性失水 + 不显性失水 − 内生水；多尿期的补液量以排出量的 1/3 或 1/2 为宜。

（五）用药护理

MODS 患者往往要使用多种药物，要注意各种药物的不良反应和互相间的药物作用、配伍禁忌。

（1）抗生素应根据伤口分泌物或细菌培养及药物敏感试验结果严格按医嘱使用，确保药物在体内的有效浓度。

（2）糖皮质激素剂量较大，使用时间较长可致溃疡、出血。

（3）血管活性药物应从小剂量、低浓度开始，根据血压调节滴速，防止直立性低血压，避免药物外渗，以免导致局部坏死。

（4）强心类药物应在监测下使用，洋地黄类药物易引起恶心、呕吐等胃肠道反应、心电图改变等，应避免中毒。

（5）利尿剂应遵医嘱使用，减轻心脏负荷，消除水肿。但要注意电解质紊乱，尤其是低钾等。

（六）预防感染

MODS 患者机体免疫功能低下，抵抗力差，极易发生院内感染。常见的有呼吸道、泌尿系统、静脉导管及皮肤的感染，应高度警惕，定时翻身、拍背，加强呼吸道管理，严格无菌操作，防止交叉感染。

（七）心理护理

患者常有恐惧、焦虑、悲观的心理，护士应时刻关心、体贴患者，尊重患者的人格，以和善的态度回答患者提出的问题，向患者及家属介绍与本病有关的知识和监护室的环境，让患者了解各种操作的目的、过程及可能出现的感受。在操作过程中，以各种方式体现温情关怀，以减轻其心理压力。

【健康指导】

向患者和家属介绍 MODS 的可能原因、主要表现、临床表现和治疗配合基本知识，解释相关检查的必要性，特殊治疗的目的及不良反应，帮助患者及家属建立战胜疾病的信心取得充分的合作，积极地配合治疗。

考点提示

MODS患者的护理措施。

直通护考

1. 最常见洋地黄中毒的表现是
A. 头晕、头痛
B. 黄视
C. 恶心、呕吐
D. 原来规律心律变为不规则
E. 原来不规律心律变为规则

2. 缺氧伴二氧化碳潴留的呼吸衰竭患者宜采用
A. 高压给氧　　　B. 乙醇湿化给氧
C. 间歇给氧　　　D. 高浓度持续给氧
E. 低浓度持续给氧

参考答案：1.C；2.E

练习题

1. 下列关于 MODS 的叙述，哪项是正确的
   A. 是一个独立的疾病
   B. 是单一脏器的功能障碍
   C. 是一个涉及多个器官的复杂的综合征
   D. 是许多脏器的功能衰竭
   E. 器官功能障碍是不可逆的

2. MODS 常见的发病因素有
   A. 严重感染和败血症　　B. 严重创伤　　　C. 各型休克
   D. 烧伤、大手术　　　E. 以上都是

3. 大剂量糖皮质激素应用可引起
   A. 溃疡，出血　　B. 低血压　　　C. 恶心、呕吐等胃肠道反应
   D. 低血钾　　　E. 心电图改变

4. 尿量变化是反映肾功能改变最直接的指标，下列哪项提示肾功能衰竭

A. 24h 尿量少于 100ml　　B. 24h 尿量少于 400ml　　C. 24h 尿量少于 600ml

D. 24h 尿量少于 700ml　　E. 24h 尿量少于 1000ml

5. 下列哪项不是心率监测的临床意义

A. 判断心排血量　　　　B. 计算休克指数　　　　C. 估计心肌耗氧

D. 判断心率快慢　　　　E. 判断肺功能

6. 患者，男性，有糖尿病病史，4 天前患肺炎并感染性休克，昨天有心功能不全的表现，今天又出现了肾功能不全的现象。该患者最可能出现了什么情况

A. 糖尿病加重　　B. 金黄色葡萄球菌肾炎　　C. 感染性休克

D. 心功能不全　　E. MODS

7. 某患者，昨天有心功能不全的表现，今天又出现了肾功能不全的现象。这位患者最可能出现什么样的心理反应

A. 紧张　　B. 恐惧　　C. 焦虑　　D. 厌倦　　E. 无所谓

（邢世波）

第六单元　理化因素急性损伤患者的护理

要点导航

◎ **学习要点**

1. 掌握创伤、有机磷杀虫药中毒、一氧化碳中毒、中暑、淹溺患者的护理。

2. 熟悉镇静催眠药中毒、强酸强碱中毒、触电患者的护理评估和护理措施。

◎ **技能要点**

1. 能运用所学知识熟练对理化因素急性损伤患者进行急救护理。

2. 培养严肃、认真、一丝不苟的工作作风。

第一节　创伤患者的护理

案例

患者，女性，25岁。因车祸致头部、胸部、腹部和臀部外伤1h，述口渴、头痛、胸痛、咯血、呼吸困难。耻骨联合处疼痛，皮肤淤青，左髋疼痛。体检：体温37.5℃，脉搏120次/分，呼吸25次/分，血压90/60mmHg。神志模糊。右肺呼吸音减弱，布满湿啰音。腹部压痛明显，无反跳痛。左髋部压痛，左下肢功能障碍，较右下肢缩短2cm。胸片示右侧创伤性湿肺。骨盆CT示左髋臼和坐骨骨折。余检查未见异常。

请问该患者发生了什么？应如何进行救护？

创伤是指机械能量作用于人体所造成的机体结构完整性破坏和功能障碍。迅速、正确地救护创伤者可以最大限度的降低病死率和伤残。

【疾病概述】

（一）分类

按皮肤完整性分为以下两种。

1. 闭合性创伤 体表结构的完整性未受破坏，如挫伤、挤压伤、扭伤、爆震伤等。较大范围的挤压伤可造成受压部位广泛缺血坏死，严重者发生以肌红蛋白尿和高血钾为特征的急性肾衰竭及休克，称为挤压综合征。

2. 开放性创伤 体表结构的完整性受到破坏，皮肤或黏膜表面有伤口，有细菌侵入，如擦伤、裂伤、切割伤、砍伤、刺伤、撕脱伤、火器伤等。

（二）病理生理

机体在致伤因素的作用下，迅速产生局部炎症反应（包括血细胞凝集块填充和血浆纤维蛋白原生成并取代血凝块功能形成网架；达到止血封闭创面的目的）和全身性防御反应（指神经内分泌活动增强及相应的功能和代谢改变；是一种非特异性应激反应）；修复则要经炎症反应、组织增生和肉芽形成、组织塑形等阶段；影响伤口愈合的因素局部有细菌感染、伤口内异物、血运、伤口特点（如伤口引流不畅或位于关节处）等，全身因素有年龄、营养状况、慢性疾病、药物等。

【护理评估】

（一）健康史

应详细询问致伤因素及其冲击力、持续时间、现场环境、受到冲击时的姿势及部位。患者受伤后的症状、有无昏迷、持续及清醒时间、有无出血及出血量、有无疼痛及疼痛部位、有无呕吐及呕吐物性质、有无肢体功能障碍、现场的救治情况。还要了解与本次创伤有关的病史、药物过敏史。

（二）身体状况

1. 局部表现

（1）疼痛 伤处活动时疼痛加剧，制动后减轻，多持续 2～3 日。疼痛对诊断有意义，故诊断明确前应慎用麻醉止痛药。

考点提示

创伤的分类。

直通护考

不属于开放性损伤的是

A. 擦伤　　　B. 刺伤　　　C. 裂伤

D. 扭伤　　　E. 切伤

参考答案：D

考点提示

损伤的护理评估。

直通护考

可判断内脏受损破裂的检查是

A. 胸、腹腔穿刺　　　B. 留置导尿

C. 胃肠减压　　　D. 膀胱灌洗

E. 中心静脉穿刺

参考答案：A

（2）肿胀和淤斑 为局部出血或渗出所致。

（3）功能障碍 为组织机构破坏所致。有些急性的器官功能障碍可迅速导致死亡，如气胸、窒息等引起的呼吸衰竭。

（4）伤口和出血 见于开放性损伤，伤口内有出血或异物。

2. 全身表现

（1）发热 一般在38℃左右。若为高热，可能是感染或脑损伤所致。

（2）生命体征的改变 伤后心率加快。大出血或休克时出现血压下降、脉搏细数、呼吸加快。

（3）其他表现 口渴、尿少、乏力等。女性可出现月经失调。

3. 并发症 化脓性感染、创伤性休克、多器官功能衰竭等。

同时应详细了解并进行系统的体格检查，首先进行初步检查，顺序为气道、呼吸、循环、神经功能评估和伤员体表损伤情况；先初步处理危及生命的情况，后认真进行全面的系统体检。

（三）心理–社会状况

创伤的发生大多非常突然，患者和家属没有任何心理准备，常表现为紧张、焦虑或恐惧，尤其当患者出现严重并发症时，常会担心患者的预后。

（四）辅助检查

1. 实验室检查 血常规、尿常规、血电解质、肝肾功能、血气分析等。

2. 影像学检查 X线平片、超声波检查、透视或造影、CT检查等。

3. 穿刺或导管检查 用于怀疑胸、腹腔出血或泌尿系统损伤等。

（五）治疗原则

急救原则：优先保存生命，然后恢复功能，最后恢复解剖完整性。

1. 全身治疗 抗休克、保护器官功能、加强营养、预防感染。

2. 局部治疗

（1）闭合性损伤 若无内脏合并伤多不需特殊处理，可自行修复。骨折脱位者应及时复位、妥善固定并进行功能锻炼。颅内出血或内脏破裂者应紧急手术。

（2）开放性损伤 清洁伤口应及时清创缝合，应用抗生素，可能感染破伤风者12h内应用破伤风抗毒素。感染伤口应加强换药、控制感染。

清创术是用手术方法全面、彻底地清理污染伤口，使之变为清洁伤口，可以减少感染机会，多能达到一期愈合。应力争在伤后6~8h内进行，但污染较轻、头面部损伤、早期应用抗生素者可延长至伤后12h。

清创步骤如下。①清创前准备：麻醉，清洁伤口周围皮肤；②伤口清洗、消毒；③清除坏死组织；④修复各层组织和缝合伤口。

【护理问题】

1. 体液不足 与出血、体液丢失有关。

2. 疼痛 与创伤及炎性物质刺激神经末梢有关。

3. 皮肤完整性受损 与开放性伤口及皮肤的防御和保护功能受损有关。

4. 潜在并发症 感染、休克、肢体伤残、挤压综合征等。

5. 焦虑或恐惧 与开放性伤口、发病突然等因素有关。

【护理措施】

（一）急救护理

1. 抢救生命 优先处理危及生命的危险情况，如心跳骤停、张力性或开放性气胸、活动性大出血、休克、窒息等。并迅速将患者转移到安全地方进行急救。

2. 协助医生判断伤情 经紧急处理后，迅速进行简略但有重点的全面检查，注意有无内脏损伤并进行处理。

3. 保持呼吸道通畅 首先将患者头部偏向一侧，迅速清除口、鼻部分泌物及义齿；呼吸困难给予氧气吸入；舌后坠者用舌钳牵拉后坠的舌。

4. 协助有效止血 用无菌敷料包裹伤口。可用压迫法、肢体加压包扎法、止血带或器械止血。使用止血带的部位是上臂

> **考点提示**
>
> 损伤的护理措施。
>
> **直通护考**
>
> 在车祸事故现场，应先抢救的伤员是
> A. 脑挫伤者 B. 张力性气胸者
> C. 小腿挫裂伤者 D. 肠穿孔者
> E. 胫骨开放性骨折者
> 参考答案：B

的上 1/3 处、下肢的股中段；止血带下加衬垫；松紧适当，以能阻断动脉血流为度；记录上止血带时间，使用时间不宜超过 3h，每小时放松 2～3min，放松期间局部压迫止血。

5. 维持有效循环 遵医嘱迅速建立静脉通道，积极抗休克治疗，主要为止痛、扩容和有效止血。

6. 协助包扎伤口 颅脑和胸、腹部损伤者应用无菌敷料或干净布料包扎，但脱出的内脏、外露的骨折断端严禁将其回纳。开放性气胸者，用厚层敷料封闭伤口。用敷料或器具保护脱出的内脏。

7. 协助妥善固定骨折 用夹板、木板等固定骨折部位，也可用躯干或健肢固定。

8. 安全转送患者 紧急处理后，将患者由专人迅速送到医院。搬动前应妥善固定四肢，疑有脊柱骨折者应由三人用平托法或滚动法将患者平卧于硬板床上；严重胸部损伤者应取伤侧向下的低斜坡卧位；途中患者头部应朝向急救车后方。并保证有效的静脉输液，遵医嘱给予止痛、镇静治疗，防治休克。

（二）病情观察

（1）观察生命体征、意识、瞳孔、尿量。

（2）闭合性损伤的观察 观察局部症状、体征的发展，有无深部器官损伤等。挤

压伤患者应严密观察尿量、尿色和尿相对密度，注意急性肾功能衰竭的发生。

（3）开放性损伤的观察　观察伤口有无疼痛、红肿及患肢末梢循环情况如颜色、温度、动脉搏动等。

（三）护理配合

1. 闭合性损伤的护理

（1）局部制动　抬高患肢15°～30°，并用夹板、绷带固定。

（2）配合局部治疗　小面积创伤早期局部冷敷，24h后热敷或理疗。较大血肿者协助医生穿刺抽吸、加压包扎。

（3）促进功能恢复　病情稳定后协助进行理疗、按摩、功能锻炼。

2. 开放性损伤的护理

（1）污染伤口的护理　协助清创缝合，并进行以下护理。

①支持疗法　加强营养，输血、输液，防治贫血、脱水和电解质紊乱。

②预防感染　遵医嘱应用抗生素和破伤风抗毒素。

③功能锻炼　病情稳定后协助患者早期活动，并进行功能锻炼。

（2）感染伤口的护理　应加强换药、控制感染。

①换药顺序　清洁伤口、污染伤口、感染伤口。

②换药次数　一期缝合伤口术后2～3日换药1次，无感染者拆线时再换药；肉芽组织生长良好且分泌物不多的伤口，1～2日换药1次；脓性分泌物多者每日换药1次或多次。

③浅表肉芽伤口的护理　肉芽生长健康者先用盐水棉球拭去分泌物，然后外敷等渗盐水或凡士林纱布。肉芽生长过度者应将其剪平并用棉球压迫止血。肉芽组织水肿者用5%氯化钠溶液湿敷。创面脓液量多且稀薄者用0.1%依沙丫啶或0.02%呋喃西林溶液纱布湿敷。创面脓液稠厚且坏死组织多者用硼酸溶液湿敷。

3. 深部组织器官创伤的护理　疑有颅脑、胸部、腹部、骨关节等损伤者，除严密观察病情变化外，应加强监测心、肺、脑和肾等重要脏器的功能。积极防治休克和多器官功能衰竭。

（四）心理护理

应及时安慰、鼓励患者，尤其是对容貌受损或有致残可能的患者应多进行有效的心理疏导，使其以积极的心态配合治疗。

【健康指导】

（1）宣传安全生产，做好劳动保护。自觉遵守交通规则，维护交通秩序。

（2）出院后加强营养。坚持功能锻炼，促进组织器官功能的恢复。遵医嘱按时服药并定期复查。

第二节　急性中毒患者的护理

有毒物质接触或进入人体，达到中毒量而损害组织、破坏神经、影响体液的调节，由此引起的全身性疾病称为中毒。中毒分为急性中毒和慢性中毒。若毒物的毒性较强或短时间内大量、突然地进入人体，迅速引起中毒症状甚至危及患者生命者称急性中毒。

一、有机磷杀虫药中毒患者的护理

案例

患者，女性，46岁。2h前与丈夫吵架后口服"敌敌畏"，出现恶心、呕吐、腹痛、多汗，全身紧缩感，急诊入院。查体:体温37.5℃，脉搏51次/分，呼吸20次/分，血压160/99mmHg。深昏迷，双侧瞳孔等大等圆，直径约1.0mm，对光反射消失，双侧球结膜水肿，双肺呼吸音粗，可闻及湿啰音，双腋下皮肤有汗液，心率51次/分。

该患者最可能的临床诊断是什么？应如何进行急救和护理？

【疾病概述】

(一)中毒途径

1. 生产性中毒　生产、包装等过程中防护不当，或生产设备密闭不严。

2. 使用性中毒　杀虫药使用不当或进入刚喷药的农田工作。

3. 生活性中毒　误服或误食被农药污染的食物或毒杀的动物。

(二)毒物分类

按大鼠急性经口进入体内的半数致死量分为：剧毒类如甲拌磷、内吸磷、对硫磷等。高毒类如甲基对硫磷、氧乐果、敌敌畏等。中度毒类如乐果、乙硫磷、敌百虫等。低毒类如马拉硫磷、辛硫磷等。

(三)毒物的吸收和代谢

有机磷杀虫药主要经胃肠道、呼吸道、皮肤和黏膜吸收，在肝中分布最高，肌肉和脑最低。主要在肝内代谢。中毒后6～12h血药浓度最高，24h内经肾排出。

(四)中毒机制

有机磷杀虫药进入人体后与乙酰胆碱酯酶结合形成磷酰化胆碱酯酶，后者失去分解乙酰胆碱的能力，乙酰胆碱积累可导致胆碱能神经先兴奋后抑制，严重者昏迷甚至死亡。

【护理评估】

（一）健康史

有口服或喷洒有机磷杀虫药等接触史；应详细了解杀虫药的种类、剂量、中毒时间、中毒经过和侵入途径。

（二）身体状况

1. 急性中毒全身损害

（1）毒蕈碱样表现（M样症状）　最早出现，为副交感神经末梢兴奋所致，表现为平滑肌痉挛和腺体分泌增加。多先出现恶心、呕吐、腹痛、多汗，尚有流泪、流汗、流涎、腹泻、尿频、大小便失禁、心跳减慢和瞳孔缩小。支气管痉挛和分泌物增加、咳嗽、气促，严重者出现肺水肿。

（2）烟碱样表现（N样症状）　乙酰胆碱在神经-肌肉接头处过度蓄积和刺激，使面、眼睑、舌、四肢和全身的横纹肌发生肌纤维颤动，甚至强直性痉挛。表现为肌束颤动、牙关紧闭、抽搐、全身紧缩压迫感，甚至肌力减退、瘫痪、周围性呼吸衰竭。

（3）中枢神经系统表现　早期出现头晕、头痛、疲乏，逐渐出现共济失调、烦躁不安、谵妄、抽搐和昏迷。

某些有机磷杀虫药如乐果和马拉硫磷口服中毒，经急救后好转，但可在数日至1周后突然急剧恶化，重新出现急性中毒症状，甚至发生肺水肿或突然死亡，这种现象称为中毒后"反跳"现象。

2. 迟发性多发性神经病　个别急性中毒患者在重度中毒症状消失后2～3周可发生多发性、迟发性的感觉、运动型神经病变表现，主要累及肢体末端，且可发生下肢瘫痪、四肢肌肉萎缩等。

3. 中间型综合征　少数病例在急性症状缓解后和迟发性神经病变发生前，约在急性中毒后1～4天突然发生死亡。

4. 局部损害　敌敌畏、敌百虫、对硫磷等可引起过敏性皮炎，出现水疱和剥脱性皮炎。杀虫药滴入眼部可引起结膜充血和瞳孔缩小。

（三）心理－社会状况

有机磷杀虫药中毒的重要原因是患者服毒自杀，应了解患者的心理特征，其中以抑郁、焦虑、人际关系敏感或精神性疾病最为突出；并了解其家庭、工作、生活和情感情况。

（四）辅助检查

1. 全血胆碱酯酶活力测定　是诊断有机磷中毒的特异性实验指标，对判断中毒程度、疗效和估计预后极为重要。将正常人血胆碱酯酶活力值定为100%，急性有机磷中毒时，血胆碱酯酶活力70%～50%为轻度中毒；50%～30%为中度中毒；30%以下为重度中毒。

2. 尿中有机磷杀虫药分解产物测定
有助于诊断。如对硫磷和甲基对硫磷中毒尿中出现对硝基酚，敌百虫中毒尿中出现三氯乙醇。

（五）治疗原则

1. 迅速清除毒物　接触性中毒者应立即脱离中毒现场，脱去污染衣物；用肥皂水彻底清洗皮肤、毛发、指甲缝隙，禁用热水或乙醇溶液擦洗。眼部污染者，用2%碳酸氢钠液或生理盐水冲洗。口服中毒者用清水、2%碳酸氢钠溶液（敌百虫忌用）或1∶5000高锰酸钾溶液（对硫磷忌用）反复洗胃，然后用硫酸钠导泻。

2. 特效解毒剂的应用　原则为早期、足量、联合、重复用药。

（1）阿托品　为抗胆碱药，能与乙酰胆碱争夺胆碱受体，缓解毒蕈碱样症状和对抗呼吸中枢抑制。阿托品应早期、足量、反复给药，直到毒蕈碱样症状明显好转或出现"阿托品化"表现为止。"阿托品化"表现包括瞳孔较前扩大、口干、皮肤干燥、颜面潮红、肺湿啰音减少或消失、心率增快等。此时，应减少剂量或停用阿托品。如有瞳孔扩大、神志模糊、烦躁不安、抽搐、昏迷和尿潴留等表现，提示阿托品中毒，应立即停药。

（2）胆碱酯酶复能剂　能使被抑制的胆碱酯酶恢复活性，改善烟碱样症状。常用药物有碘解磷定、氯磷定、双复磷和双解磷等。

3. 对症治疗　维持正常心肺功能，保持呼吸道通畅，正确氧疗和使用机械通气。如休克用升压药、肺水肿用阿托品、脑水肿用脱水药和糖皮质激素等。重度中毒者症

考点提示

有机磷中毒的辅助检查和治疗原则。

直通护考

1. 轻度有机磷中毒血胆碱酯酶活力是

A. 70%～50%　　B. 50%～30%

C. 30%以下　　D. 100%

E. 20%～10%

2. 阿托品在抢救有机磷中毒时的作用是

A. 缓解肌肉震颤

B. 缓解肌肉抽搐

C. 促使昏迷患者苏醒

D. 使瞳孔缩小

E. 抑制腺体分泌

参考答案：1. A；2. E

状缓解后逐渐减少用药剂量，症状消失后停药，至少观察 3～7 日。

【护理问题】

1. 急性意识障碍　与有机磷中毒有关。

2. 体液不足　与呕吐、腹泻有关。

3. 气体交换受损　与支气管腺体分泌物增多有关。

4. 有误吸的危险　与意识障碍有关。

5. 低效型呼吸型态——呼吸困难　与肺水肿、呼吸中枢受抑制等有关。

6. 知识缺乏　缺乏有机磷杀虫药使用、管理和防范的相关知识。

【护理措施】

（一）一般护理

卧床休息、保暖。清醒者取半卧位，昏迷者取平卧位、头偏向一侧。

（二）病情观察

1. 观察生命体征、尿量和意识　发现以下情况应及时配合抢救工作。

（1）急性肺水肿　胸闷、严重呼吸困难、咳粉红色泡沫痰、双肺湿啰音等。

（2）呼吸衰竭　呼吸节律、频率和深浅度改变。

（3）急性脑水肿　意识障碍、头痛、剧烈呕吐、抽搐等。

（4）中间综合征的先兆症状　患者清醒后又出现胸闷、心慌、气短、乏力等症状。此时应行全血胆碱酯酶化验、动脉血氧分压监测、记出入量等。

（5）观察"反跳"的先兆症状　胸闷、流涎、出汗、言语不清、吞咽困难等。

2. 应用阿托品的观察　严密观察瞳孔、神志、皮肤、体温和心率变化，注意"阿托品化"与阿托品中毒的区别（表 6－1）。

表 6－1　阿托品化与阿托品中毒的区别

	阿托品化	阿托品中毒
瞳孔	由小扩大后不再缩小	极度扩大
神志	意识清楚或模糊	烦躁不安、谵妄、抽搐、昏迷
皮肤	颜面潮红、皮肤干燥	颜面紫红、皮肤干燥
体温	正常或轻度升高	明显升高，> 40℃
心率	≤120 次/分	心动过速

3. 应用胆碱酯酶复能剂的观察　注意观察药物的毒副作用，如短暂的眩晕、视物模糊、复视或血压升高等。碘解磷定剂量过大可出现口苦、咽痛和恶心，注射速度过快可出现暂时性呼吸抑制；双复磷用量过大可引起室性期前收缩、室颤或*传*导阻滞。

（三）对症护理

1. 维持有效呼吸 及时清除呼吸道分泌物。昏迷者头偏向一侧，注意随时清除痰液和呕吐物，备好气管切开包和呼吸机等。

2. 吸氧护理 给予高流量吸氧 4～5L/min，每日更换导管、鼻孔。

3. 应用阿托品的护理 阿托品不能作为预防用药。中毒时可引起室颤，故应充分吸氧以维持正常的血氧饱和度。大量使用低浓度阿托品输液时，可能发生溶血性黄疸。导致"阿托品化"和阿托品中毒的剂量十分接近，应严密观察。

4. 应用胆碱酯酶复能剂的护理 早期用药，洗胃时即可应用，首次应足量给药。轻度中毒单用，中度以上中毒必须联合应用阿托品，但应减少阿托品剂量。如用量过大、注射太快或未经稀释，可抑制胆碱酯酶导致呼吸抑制，应稀释后缓慢静推或静滴。复能剂在碱性溶液中易水解成有剧毒的氰化物，故禁与碱性药物配伍使用。碘解磷定药液刺激性强，漏于皮下时可引起剧痛及麻木感，故应确定针头在血管内方可注射给药，不可肌注。

5. 洗胃护理

（1）洗胃要尽早、彻底、反复进行，直到洗出的胃液澄清且无大蒜味为止。

（2）一般选用2%碳酸氢钠溶液或1：15000高锰酸钾溶液、0.45%盐水洗胃。

（3）敌百虫中毒时忌用碳酸氢钠溶液和肥皂水洗胃，可用清水洗胃。对硫磷、内吸磷、甲拌磷、乐果、马拉硫磷等忌用高锰酸钾溶液洗胃。若不能确定中毒药物的种类，可用清水或0.45%盐水洗胃，但禁用热水。

（四）心理护理

应及时对患者进行心理疏导，为患者提供情感上的支持，转移其消极情绪，并进行相关知识的宣传。认真做好家属的思想工作，做到不埋怨、不讥讽、不苛求，使患者感到家庭的温暖，树立重新生活的信心。

【健康指导】

（1）生产有机磷杀虫药时应严格执行各种操作规程，做好个人防护。普及防治中毒的知识，定期体检，测定全血胆碱酯酶活力。

（2）喷洒农药时应穿质厚的长袖上衣及长裤，扎紧袖口和裤腿，戴口罩和帽子。如衣物被污染，应及时更换并彻底清洗皮肤。接触农药过程中若出现头晕、胸闷、流涎、恶心、呕吐等症状，应立即就医。

（3）凡接触过农药的器具均应用清水彻底清洗，绝不可再盛放食物。

考点提示

有机磷类杀虫药中毒患者的护理措施。

直通护考

有机磷中毒所致急性肺水肿，抢救首选

A. 呋塞米　　　B. 西地兰

C. 解磷定　　　D. 阿托品

E. 吗啡

参考答案：D

二、急性一氧化碳中毒患者的护理

案例

患者，男性，60岁。1h前患者儿子晨起后发现患者昏迷不醒，无呕吐，因天冷患者昨夜生煤炉取暖。既往体健，房间内未见异常药瓶。无药物过敏史。 查体：体温36.8℃，脉搏98次/分，呼吸24次/分，血压160/90mmHg，昏迷，呼之不应，瞳孔等大，直径3mm，口唇呈樱桃红色，其余体检无异常。辅助检查：Hb 130g/L，WBC 6.8×10^9/L，N 68%；尿常规（-）；ALT 38IU/L，TP 68g/L，BUN 6mmol/L；血K^+ 4.0mmol/L，Na^+ 140mmol/L。

此患者的临床诊断是什么？应如何进行护理？

【疾病概述】

（一）中毒途径

1. 职业性中毒 见于炼钢、炼焦、烧窑等生产过程中炉门关闭不严或管道泄漏、煤矿瓦斯爆炸等。

2. 生活性中毒 见于室内门窗紧闭，火炉烟囱堵塞、漏气、倒风，在通风不良的浴室内使用燃气加热器淋浴，失火现场等。

（二）中毒机制

一氧化碳（CO）中毒后主要引起组织缺氧。CO吸入体内后，大部分与血红蛋白（Hb）结合形成稳定的碳氧血红蛋白（COHb），COHb不能携氧，不易解离，且可使血红蛋白氧离曲线左移，血氧不易释放而致组织缺氧。CO还可抑制细胞色素氧化酶，直接抑制细胞内呼吸。脑和心脏对缺氧最敏感，常最先受损。

【护理评估】

（一）健康史

有较高浓度CO吸入史。注意了解患者中毒时所处的环境、停留时间等情况。

（二）身体状况

急性CO中毒根据症状的严重程度及血中COHb含量，分为三度。

1. 轻度中毒 表现为头痛、头晕、恶心、呕吐、心悸、四肢无力、嗜睡、意识模糊、感觉迟钝、谵妄、幻觉、抽搐等，口唇呈樱桃红色。若能及时脱离中毒环境，吸入新鲜空气或氧疗，症状很快消失。

2. 中度中毒 还可出现呼吸困难、意识丧失、昏迷，对疼痛刺激可有反应，瞳孔

> **考点提示**
>
> 一氧化碳中毒的身体状况。
>
> **直通护考**
>
> 一氧化碳中毒的典型体征是
> A. 四肢无力　　B. 意识模糊
> C. 口唇樱红　　D. 血压下降
> E. 呼吸、循环衰竭
> 参考答案：C

对光反射、角膜反射迟钝，腱反射减弱，脉快、皮肤多汗、面色潮红等。经积极治疗后可恢复正常，且无明显并发症。

3. 重度中毒 深昏迷，各种反射消失。呈去大脑皮质状态：可以睁眼，但无意识，不主动进食或大小便，不语、不动，呼之不应、推之不动，肌张力增强。还可发生脑水肿、呼吸抑制、休克、心肌损害、上消化道出血、大脑局灶性损害、急性肾小管坏死和肾衰竭、锥体系或锥体外系损害表现。皮肤出现红肿和水泡。死亡率高，幸存者多有不同程度后遗症。

4. 迟发性脑病（神经精神后发症） 患者意识障碍恢复后，经过约 2 ~ 60 天的"假愈期"，出现下列表现之一。

（1）意识障碍 呈痴呆、木僵、谵妄或去大脑皮质状态。

（2）锥体外系神经障碍 表情淡漠、四肢肌张力增强、静止性震颤、前冲步态等震颤麻痹综合征。

（3）锥体系神经损害 偏瘫、病理反射阳性、小便失禁。

（4）大脑皮质局灶性功能障碍 失语、失明、继发性癫痫或不能站立。

（5）脑神经、周围神经损害 视神经萎缩、听神经损害。迟发性脑病多在中毒后 1 ~ 2 周发生。

（三）心理 – 社会状况

急性 CO 中毒发生突然，患者多无心理准备，往往产生紧张、焦虑情绪。有些患者病情较重，担心发生后遗症，可表现出急躁和恐惧情绪。

（四）辅助检查

1. 血液 COHb 测定 轻度中毒时血液 COHb 浓度为 10% ~ 20%；中度中毒时为 30% ~ 40%；重度中毒时 > 50%。

2. 脑电图检查 可见弥漫性低波幅慢波。

3. 头部 CT 检查 脑水肿时示病理性密度减低区。

（五）治疗原则

1. 现场急救 迅速打开门窗，断绝煤气来源。迅速将患者移至空气清新处。重症者取平卧位。松解衣服，保暖，保持呼吸道通畅。如发生呼吸心跳骤停，应立即行心肺复苏。

2. 迅速纠正缺氧 氧疗是治疗 CO 中毒最有效的方法。轻、中度患者用面罩或鼻导管高流量吸氧，8 ~ 10L/min。重度患者用高压氧治疗。呼吸停止者应立即行人工呼吸或使用呼吸机。危重患者可行换血疗法或血浆置换。

3. 对症治疗 昏迷者应保持呼吸道通畅，必要时行气管插管或气管切开。防治脑水肿时用 20% 甘露醇快速静滴，也可用呋塞米、地塞米松等。给予促进脑细胞代谢的药物如能量合剂。高热抽搐者应用物理降温，体表用冰袋、头部戴冰帽。降温过程中若发生寒战，可用冬眠药物。注意营养，必要时鼻饲。患者苏醒后，应做咽拭子、血、尿培养，及早防治并发症，尽可能严密观察2周。

【护理问题】

1. 头痛 与 CO 中毒导致的脑缺氧有关。

2. 急性意识障碍 昏迷，与 CO 中毒有关。

3. 潜在并发症 迟发性脑病。

4. 知识缺乏 缺乏 CO 中毒的相关知识。

【护理措施】

（一）一般护理

嘱患者取平卧位、头偏向一侧。昏迷患者经抢救苏醒后应绝对卧床休息，观察2周，避免精神刺激。高热抽搐者在降温、解痉的同时应注意保暖，防止自伤和坠伤。

（二）病情观察

观察生命体征、神志变化，记出入量。观察有无头痛、喷射性呕吐等脑水肿征象。观察神经系统表现及皮肤、肢体受压部位的损害情况。

（三）对症护理

1. 吸氧护理 患者脱离现场后立即遵医嘱给予高浓度（＞60%）、高流量（8～10L/min）吸氧或高压氧治疗。呼吸停止者应立即行人工呼吸，备好气管切开包和呼吸机。

2. 昏迷伴高热惊厥护理 给予物理降温，遵医嘱应用地西泮。

3. 保持呼吸道通畅 取平卧位、头偏向一侧，随时吸出分泌物和呕吐物。

4. 脑水肿护理 遵医嘱给予20%甘露醇静脉快速滴注和促脑细胞代谢药。

5. 恢复期护理 加强肢体锻炼如被动运动、按摩等。

（四）心理护理

护士应陪伴在患者身边，鼓励患者表达其感受，引导患者正确的认识病情，鼓励其树立乐观、积极的生活信念。认真履行告知义务，讲述相关知识、治疗方法及可能发生的并发症，建立良好的护患关系，使患者积极主动地配合治疗。

考点提示

1. 一氧化碳中毒的治疗。

2. CO中毒的护理措施。

直通护考

1. 急性CO中毒，下列哪项治疗是错误的

A. 脱离现场、转移到空气新鲜的地方

B. 鼻管吸氧、严重者高压氧舱疗法

C. 防治脑水肿

D. 控制高热

E. 首先注射苏醒剂

2. 患者，男性，50岁，因CO中毒1天后入院，患者处于浅昏迷状态，脉搏130次/分、皮肤多汗、面色潮红、口唇呈樱桃红色。护士给予吸氧，氧流量应为

A. 1～2L/min　　 B. 2～4L/min

C. 4～6L/min　　 D. 6～8L/min

E. 8～10L/min

参考答案：1. E；2. E

【健康指导】

1. 加强预防 CO 中毒的宣传 居室内煤炉要安装烟囱和排风扇，定期开窗通风。厂矿应加强劳动保护措施，产生煤气的车间要定时通风，煤气发生炉和管道要定时维修，定期监测 CO 的浓度。进入高浓度 CO 环境内执行任务时，要戴好特制的 CO 防毒面具并系好安全带。

2. 有后遗症的患者 应鼓励其继续治疗，嘱患者家属悉心照顾，并教会家属对患者进行语言、肢体锻炼的方法。

三、镇静催眠药中毒患者的护理

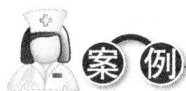

案例

患者，女性，15岁。因考试成绩差、担心父母责骂，2h前吞服大量地西泮，服后出现昏迷，被父母发现后急诊入院。

该患者最可能的临床诊断是什么？应如何进行急救和护理？

镇静催眠药是中枢神经系统抑制药，具有镇静和催眠作用，一次大剂量服用可引起急性镇静催眠药中毒。

【疾病概述】

（一）常用镇静催眠药的分类

见表6-2。

表6-2 常用镇静催眠药的分类

药物类别	药物名称
苯二氮䓬类	地西泮、氟西泮、氯氮䓬、阿普唑仑、三唑仑
巴比妥类	巴比妥、苯巴比妥、戊巴比妥、司可巴比妥
非巴比妥非苯二氮䓬类	水合氯醛、甲喹酮、甲丙氨酯、格鲁米特
吩噻嗪类	氯丙嗪、硫利达嗪、奋乃静、氟奋乃静

（二）中毒机制

1. 苯二氮䓬类 其中枢神经抑制作用与增强 γ-氨基丁酸（GABA）能神经的功能有关。主要作用于边缘系统，影响情绪和记忆力。

2. 巴比妥类 对 GABA 能神经的作用与苯二氮䓬类相似，主要作用于网状结构上行激活系统，引起意识障碍，对中枢神经系统的抑制有剂量-效应关系。

3. 非巴比妥非苯二氮䓬类 其作用与巴比妥类相似。

4. 吩噻嗪类 主要作用于网状结构，通过抑制中枢神经系统中的多巴胺受体减少邻苯二酚胺的生成。还可抑制脑干血管运动和呕吐反射、阻断 α 肾上腺素受体、抗组胺及抗胆碱等。

【护理评估】

（一）健康史

有服用大量镇静催眠药史。应了解患者用药的种类、剂量及服用时间，是否经常服用该药、服药前后有无饮酒、病前有无情绪激动等。

（二）身体状况

1. 巴比妥类中毒

（1）轻度中毒 嗜睡、情绪不稳定、注意力不集中、记忆力减退、言语不清、共济失调、步态不稳、眼球震颤。

（2）重度中毒 进行性中枢神经系统抑制表现，由嗜睡到深昏迷；呼吸浅慢到呼吸停止；血压降低到休克；体温下降；肌张力下降，腱反射消失；胃肠蠕动减慢；皮肤起大疱。长期昏迷者可并发肺炎、肺水肿、脑水肿、肾衰竭等。

2. 苯二氮䓬类中毒 中枢神经系统抑制较轻，主要表现为意识模糊、嗜睡、头晕、言语含糊不清、共济失调。很少出现长时间深昏迷和呼吸抑制。

3. 非巴比妥非苯二氮䓬类中毒

（1）水合氯醛中毒 心、肝、肾损害。

（2）格鲁米特中毒 意识障碍有周期性波动、瞳孔散大。

（3）甲喹酮中毒 有明显的呼吸抑制，出现锥体束征，如肌张力增强、腱反射亢进、抽搐。

（4）甲丙氨酯中毒 血压下降。

4. 吩噻嗪类中毒 最常出现锥体外系反应，有三大表现：震颤麻痹综合征；静坐不能；急性肌张力障碍反应。

（三）心理 - 社会状况

镇静催眠药中毒的一个重要原因是患者服药自杀，因此，应了解患者自杀前的心理状态、家庭、工作等情况，分析其自杀的原因。

（四）辅助检查

血液、尿液、胃液中药物浓度测定。血液生化检查，如血糖、尿素氮、肌酐、电解质等。动脉血气分析。

（五）治疗原则

1. 迅速清除毒物 应用 1:5000 高锰酸钾溶液、清水或淡盐水洗胃。应用活性炭吸附各种镇静催眠药。应用 5% 碳酸氢钠碱化尿液、呋塞米利尿，但对吩噻嗪类中毒无效。对苯巴比妥、吩噻嗪类中毒可应用血液透析、血液灌流，但对苯二氮䓬类无效。

2. 应用特效解毒剂 巴比妥类中毒无特效解毒药。氟马西尼是苯二氮草类拮抗剂。

3. 维持昏迷患者的重要脏器功能 深昏迷者行气管插管以保持呼吸道通畅。输液以维持血压，无效者应用多巴胺。持续心电监护，及时应用抗心律失常药。给予葡萄糖、维生素 B_1、纳洛酮等药物促进意识恢复

4. 对症治疗 肝功能损害出现黄疸者行保肝、皮质激素治疗。震颤麻痹综合征者应用盐酸苯海索（安坦）、氢溴酸东莨菪碱。有肌肉痉挛及肌张力障碍应用苯海拉明。昏迷者应用盐酸哌甲酯。情况危急时可考虑血液透析。

5. 治疗并发症 昏迷患者应定时翻身、拍背、吸痰并应用抗生素预防肺炎；防止肢体压迫，及时清洁皮肤以预防皮肤大疱。纠正休克，预防肾衰竭。

考点提示

镇静催眠药中毒患者的抢救措施。

直通护考

1. 抢救巴比妥类药物中毒应选用的洗胃液是

A. 1∶5000高锰酸钾　　B. 硫酸镁

C. 碳酸氢钠　　　　　　D. 5%醋酸

E. 油剂

参考答案：1. A

【护理问题】

1. 清理呼吸道无效 与药物抑制呼吸中枢、咳嗽反射减弱有关。

2. 组织灌注量改变 与药物导致血管扩张有关。

3. 有皮肤完整性受损的危险 与昏迷、皮肤大疱有关。

4. 潜在并发症 肺炎、肾衰竭等。

【护理措施】

（一）一般护理

加强营养，给予高蛋白、高热量的流质饮食，（鼻饲）或静脉补充营养。

（二）病情观察

（1）观察生命体征、肢体温度、末梢循环、皮肤黏膜的湿度和弹性等，记出入量、尿量及尿相对密度，及时发现休克征象。

（2）观察意识、瞳孔大小及对光反射、角膜反射。

（3）观察有无缺氧、呼吸困难、窒息等症状；监测动脉血气分析值；观察呼吸频率、节律和呼吸音变化。

（三）对症护理

1. 保持呼吸道通畅 协助患者平卧位、头偏向一侧。清醒者鼓励其咳嗽、协助拍背；昏迷者及时给予吸痰；呼吸困难、发绀者给予持续高流量吸氧。必要时备气管切开包和呼吸机。

2. 休克护理　迅速建立静脉通道，遵医嘱补液，必要时应用升压药。

3. 昏迷患者护理　保持床单清洁、平整和干燥。定时为患者翻身、按摩，避免推、拖、拉等动作；注意皮肤卫生，定期擦浴；做好口腔护理并注意观察黏膜情况；及时更换衣物和床单；观察皮肤有无大疱、破溃、压疮等。

4. 并发症护理　指导患者预防肺炎的方法如进行有效咳嗽、经常变换体位、拍背；饮食饮水时取半卧位以防误吸；室内定期通风，但应注意保暖；减少探视；监测体温和血细胞情况。若已发生肺炎，高热时行物理降温，及时更换衣物、床单；遵医嘱应用抗生素。输液速度不可过快以防肺水肿。

5. 用药护理　遵医嘱静脉输液，及时纠正休克，防止急性肾衰竭的发生。遵医嘱应用中枢兴奋药如贝美格、洛贝林等。吩噻嗪类中毒遵医嘱应用苯丙胺、苯甲酸钠咖啡因等。用药过程中注意观察药物作用及患者的反应，监测脏器功能变化，尽早防治脏器衰竭。

（四）心理护理

对服药自杀者，不宜让患者单独留在病房内，防止其再度自杀。加强心理疏导和心理支持工作，分析其自杀的原因，稳定患者情绪，指导患者家属关心、爱护患者，使其树立生活的信念。向失眠者宣传导致失眠的原因及调整睡眠的方法。

【健康指导】

加强镇静催眠药处方的使用和管理，防止患者产生药物依赖性。长期服用大剂量催眠药者，不可突然停药，应逐渐减量后停药。

四、强酸、强碱中毒患者的护理

【疾病概述】

强酸主要有硫酸、硝酸和盐酸，具有强烈的刺激和腐蚀作用。主要经呼吸道、消化道及皮肤接触而吸收，可使接触部位蛋白质凝固而造成凝固性坏死。局部皮肤或黏膜出现充血、水肿、坏死及溃疡，严重者可导致受损器官穿孔、瘢痕形成、狭窄、畸形等。肝肾常有脂肪变性和坏死。

强碱主要有氢氧化钠、氢氧化钾、氧化钠和氧化钾。强碱接触皮肤或进入消化道后，可与组织蛋白结合形成可溶性、胶样的碱性蛋白盐，并可皂化脂肪，使组织脱水、坏死、溃疡。碱吸收后还可引起碱中毒和肝肾脂肪变性与坏死。

【护理评估】

（一）健康史

有强酸或强碱接触史或误服史。也可根据现场残留的药瓶、皮肤黏膜灼伤或溃疡情况进行判断。

（二）身体状况

1. 皮肤损害

（1）强酸中毒　皮肤接触强酸后可发生灼伤、腐蚀、坏死和溃疡形成。硫酸引起的溃疡界限清楚、周围微红、较深，上覆灰白色或棕黑色痂皮，疼痛难忍。皮肤接触盐酸后，易出现红斑和水泡。接触50%～60%硝酸后皮肤呈黄褐色，有结痂，1～2周后脱落；接触98%硝酸后呈褐色，出现Ⅲ度灼伤，结痂处界限清楚，周围红肿起疱，痂皮脱落后形成溃疡。

（2）强碱中毒　皮肤接触强碱后可发生充血、水肿、糜烂，局部先是白色，后变成红色和棕色，并形成溃疡。

2. 眼部损害　强酸中毒可引起结膜炎症，角膜灼伤、混浊甚至穿孔，严重者可引起全眼炎甚至失明。强碱中毒可发生严重的角膜炎和角膜溃疡。

3. 消化道损害　强酸、强碱中毒后，患者立即出现疼痛难忍，口腔有灼伤、恶心、呕吐、腹泻，呕吐物和大便带血，声音嘶哑、喉头水肿或痉挛、吞咽困难甚至穿孔。大量强酸或强碱入血导致酸中毒或碱中毒、肝肾损害。

4. 呼吸道损害　吸入强酸烟雾或氢氧化铵释放的氨后可出现上呼吸道刺激症状，发生鼻炎、喉炎、支气管炎甚至喉头水肿、支气管肺炎和肺水肿。

（三）心理 - 社会状况

患者多因症状严重、影响外观而产生自卑、无地自容或悔恨情绪，不愿与人交谈，甚至自暴自弃，拒绝治疗。自杀未遂者常可再次自杀。

（四）治疗原则

1. 紧急处理

（1）接触性中毒　立即用大量流动水冲洗15～20min；然后强酸中毒者用2%～5%碳酸氢钠或肥皂水冲洗，最后再用清水冲洗；强碱中毒涂以1%醋酸。如眼部受损，应立即用大量清水或生理盐水彻底冲洗，然后用可的松及抗生素眼药水交替滴眼，疼痛明显时可滴0.5%丁卡因溶液；强碱中毒在清水冲洗后可滴1%硫酸阿托品。

（2）口服中毒　禁忌催吐和洗胃，强酸中毒者禁服碳酸氢钠溶液，应尽快口服弱碱溶液，如镁乳或氢氧化铝凝胶；强碱中毒者立即服用食醋、3%～5%醋酸或柠檬汁；然后服用生蛋清或牛奶。碳酸盐中毒时忌用食醋或醋酸以防穿孔。早期应用地塞米松可预防或减轻消化道瘢痕狭窄。

（3）立即静脉输液　每日输液总量为1500～2500ml。

（4）吸氧，必要时气管切开，并对喉头痉挛给予必要的处理。

（5）应用吗啡或哌替啶缓解疼痛。应用抗生素防治感染。

2. 防治肺水肿　及早应用肾上腺素皮质激素如预防性口服泼尼松。已发生肺水肿者，给予氢化可的松或地塞米松静脉滴入。适当控制输液量并吸氧、利尿等。

3. 其他 有瘢痕性食管狭窄者行食管扩张术。

【护理问题】

1. 疼痛 与皮肤黏膜受强酸强碱腐蚀有关。

2. 有窒息的危险 与吸入浓酸烟雾有关。

3. 有感染的危险 与皮肤黏膜损害有关。

4. 自我形象紊乱 与强酸强碱遗留的皮肤瘢痕形成有关。

5. 体液平衡失调 与无法进食、电解质紊乱有关。

6. 皮肤完整性受损 与强酸强碱的腐蚀有关。

【护理措施】

（一）一般护理

（1）卧床休息、保暖。

（2）早期严格禁食，静脉补充营养；恢复期给予流质饮食，以后逐渐过渡到半流质及普食。避免生、硬和刺激性食物。吞咽困难者行鼻饲供给营养。

（二）观察病情

（1）观察生命体征及神志变化。

（2）观察并发症 观察有无纵隔炎或腹膜炎的表现；观察有无休克表现。

（三）对症护理

（1）立即脱离现场，协助医生清除毒物。

（2）保持呼吸道通畅 及时清除呼吸道分泌物，给予高流量吸氧 4~6L/min，每日更换鼻导管。

（3）口腔护理 用1%~4%过氧化氢溶液擦洗口腔。动作应轻柔，避开新鲜创面。

（4）遵医嘱补液、应用保肝及解毒药，预防并发症，防治休克。

（四）心理护理

中毒者极度痛苦，尤其是脸部灼伤造成毁容或出现食管狭窄致无法进食者，极易产生悲观、绝望情绪。应加强与患者的沟通，进行心理疏导，消除其紧张焦虑的情绪，鼓励其树立战胜疾病的信心和勇气。密切监控患者，防止过激行为。

【健康指导】

加强劳动保护，工作时穿防护服，戴防护眼罩、口罩和手套。皮肤接触后立即用清水冲洗。严禁用装过强酸强碱的瓶子或容器盛放食物。盛放强酸强碱的瓶子应妥善放置以防儿童误服。

第三节　中暑患者的护理

案例

患者，男性，55岁，夏天野外农作6 h 后突然昏倒在地，神志不清，急诊入院。查体：体温40℃，脉搏112次/分，呼吸30次/分，血压85/60mmHg，深昏迷。双侧瞳孔对光反射消失，双下肢阵发性抽搐。血常规检查见白细胞升高；血生化检查示血钠、氯降低；颅脑CT未见异常；胸部X线检查未见异常。

请问该患者发生了什么？应如何进行救护？

中暑是指高温或烈日曝晒等引起体温调节功能紊乱、汗腺功能衰竭和水、电解质丧失过多所致的一种急性疾病。

【疾病概述】

（一）病因

1. 环境温度过高　机体获取过多热量。

2. 机体产热增加　见于强体力劳动者、发热、应用某些药物如阿托品等。

3. 机体散热减少　见于环境湿度较高、汗腺功能障碍等。

4. 机体热适应能力下降　如糖尿病、心血管疾病、老年人、产妇等。

（二）发病机制

外界环境温度较高时，体温升高，导致体温调节中枢功能障碍，产热增加、散热减少、体温急剧升高，超过40℃而引起中暑。体温超过42℃可对细胞产生直接损伤，引起广泛性器官功能障碍。皮肤血管扩张、血流量增加，机体大量出汗导致水、钠丢失。若机体以失盐为主或单纯补水，导致血钠降低，易发生热痉挛；大量液体丧失会导致失水、血液浓缩、血容量不足，若同时发生血管舒缩功能障碍，则易发生外周循环衰竭；外界环境较高，机体散热绝对或相对不足，汗腺疲劳，引起体温调节中枢功能障碍，导致体温急剧增高，产生严重的生理、生化异常而发生热射病。

【护理评估】

（一）健康史

重点询问患者有无引起机体产热增加、散热减少或热适应不良的病因存在，如有无在高热环境中长时间工作、未及时补充水分、环境湿度过大等。

（二）身体状况

中暑根据临床表现的轻重程度分为三度。

1. 先兆中暑　在高温环境下工作一段时间后，出现大汗、口渴、乏力、头晕、耳鸣、头痛、恶心、胸闷、四肢乏力、注意力不集中、体温正常或稍高。脱离高温环境，稍事休息后可恢复。

2. 轻度中暑　先兆中暑加重，出现体温轻度升高、面色潮红或苍白、烦躁不安、表情淡漠、恶心呕吐、大汗淋漓、皮肤湿冷、脉搏细数、血压偏低、心率加快而不能工作。如进行有效的处理 3 ~ 4h 可恢复正常。

3. 重度中暑　除具有轻度中暑症状外，伴有高热、痉挛、晕厥和昏迷。又可分为以下三种类型。

考点提示

中暑患者的身体状况。

直通护考

中暑衰竭患者的主要表现是。
A. 高热　　　　B. 脑水肿
C. 肺水肿　　　D. 周围循环衰竭
E. 剧烈头痛

参考答案：D

（1）热痉挛（中暑痉挛）　在高温环境下剧烈劳动，大量出汗后口渴而饮水过多、未补充盐分，使血钠浓度降低，引起肌肉痉挛、疼痛，常在活动停止后发生，持续约3min后缓解。多累及骨骼肌，以腓肠肌最常见。体温多正常。

（2）热衰竭（中暑衰竭）　最常见。多见于老年人、儿童和慢性疾病者。严重热应激时水、钠丢失过多致血容量不足而发生周围循环衰竭。表现为疲乏、无力、恶心、呕吐、头痛、眩晕等，甚至出现脱水征如心动过速、低血压、直立性晕厥。体温可轻度升高。无显著的中枢神经系统损害表现。

（3）热射病（中暑高热）　是致命性急症，以高热、无汗、意识障碍"三联征"为典型表现。高温环境下大量出汗但不足以散热或体温调节功能障碍而导致汗闭、体内热蓄积。早期出现头痛、头昏、乏力，随后体温迅速升高，达40℃以上，出现皮肤干燥、灼热、无汗、谵妄、昏迷、抽搐、脉搏加快、血压下降等。严重者出现肺水肿、脑水肿、休克、弥散性血管内凝血及肝肾损害。

在烈日下劳动时间长，又无防护措施。由于曝晒，头部脑组织温度可达40℃ ~ 42℃，导致脑组织充血、水肿；出现头晕、头痛、耳鸣、眼花、呕吐、烦躁不安甚至昏迷、惊厥，体温多正常，称为日射病。

（三）心理 - 社会状况

中暑发生一般较为突然，患者多无心理准备，可出现紧张、焦虑、恐惧情绪。

（四）辅助检查

（1）紧急行血生化检查、动脉血气分析。

（2）血常规、尿常规检查。严重病例常出现肝、肾、胰脏和横纹肌损害的实验室改变。有凝血功能异常时，应考虑DIC。尿液分析有助于发现横纹肌溶解和急性肾衰竭。

（五）治疗原则

急救原则为尽快使患者脱离高温环境、迅速降温，补充水和电解质，纠正酸中毒，防治脑水肿。

1. 体外降温 迅速将患者移到通风良好处或20℃～25℃的房间内，脱去衣物并进行按摩。无循环虚脱者可用冰水擦拭或将其置27℃～30℃水中。有循环虚脱者可用蒸发散热降温如用冷水擦浴或同时使用电风扇、空调协助降温。也可用乙醇溶液擦浴、体表放冰袋、头部戴冰帽。肛温降到38℃时暂停降温。

2. 体内降温 体外降温无效者，可用冰盐水行胃或直肠灌洗。或用9℃生理盐水行血液或腹膜透析。

3. 药物降温 单独使用无效。患者出现寒战时用氯丙嗪25～50mg加入4℃葡萄糖盐水500ml内，快速静脉滴注（2h滴完）。注意检查血压。

4. 对症治疗 昏迷行气管插管、吸氧，保持呼吸道通畅。脑水肿和颅内压增高者静脉滴注甘露醇。癫痫发作者应用地西泮。对症治疗心律失常、心力衰竭、急性肾衰竭、弥漫性血管内凝血和代谢性酸中毒。高热伴休克者最适宜的降温措施是动脉快速推注4℃5%葡萄糖盐水。

> **考点提示**
>
> 中暑的处理要点。
>
> **直通护考**
>
> 以高热、无汗、意识障碍"三联征"为典型表现的是
> A. 热射病　　　B. 日射病
> C. 热痉挛　　　D. 热衰竭
> E. 以上皆不是
> 参考答案：A

热痉挛者应给予含盐饮料，若反复发作痉挛性肌肉疼痛，静滴生理盐水。热衰竭可纠正血容量不足，静脉补充生理盐水、葡萄糖和氯化钾。日射病应头部用冰袋或冷水湿敷。热射病应迅速采取各种降温措施。

【护理问题】

1. 疼痛 肌肉痉挛性疼痛，与中暑引起的血钠降低有关。

2. 体液不足 脱水，与热衰竭引起的血容量不足有关。

3. 体温过高 与中暑引起的高热有关。

4. 急性意识障碍 昏迷，与中暑引起的头部温度过高有关。

【护理措施】

（一）一般护理

（1）保持室温20℃～25℃，通风良好。床下放置冰块。嘱取平卧位休息。

（2）以半流质为主，加强营养。

（二）观察病情

1. 观察降温效果

（1）降温过程中密切监测肛温，每 15～30min 测量一次。

（2）观察末梢循环情况，确定降温效果。如患者高热但四肢厥冷、发绀，提示病情加重；若经治疗后体温下降、四肢转暖、发绀减轻或消失，提示治疗有效。

（3）昏迷患者定时监测生命体征、观察意识状态的变化。

（4）使用药物降温者应注意观察药物的副作用，每 15min 测肛温一次。

2. 监测并发症

（1）监测水、电解质失衡。

（2）监测急性肾衰竭　测尿相对密度，记尿量，保持尿量 > 30ml/h。

（3）监测脑水肿　密切监测神志、瞳孔、脉搏、呼吸变化。

（4）监测感染与 DIC　密切监测体温变化；监测皮肤黏膜及穿刺部位有无出血倾向，有无脏器出血如咯血、呕血、便血、血尿等。及时行动脉血气分析。严密监测凝血酶原时间、凝血活酶时间、血小板计数和纤维蛋白原以预防 DIC。

3. 监测高热伴随的其他症状　如寒战、大汗、咳嗽、呕吐、出血等。

（三）对症护理

1. 高热者保持有效降温

（1）冰袋放置位置准确，及时更换。擦拭时应顺动脉走行方向进行。

（2）乙醇溶液全身擦浴的手法为拍打式擦拭背、臀及四肢。擦浴前头部放冰袋，足底放热水袋以增加擦浴效果。禁擦胸部、腹部及阴囊处。

（3）冰水擦拭和冰水浴同时应按摩患者四肢及躯干。

（4）冰浴禁用于老年人、新生儿、昏迷、休克、心力衰竭、体弱或伴心血管基础疾病者。可用 15℃～16℃冷水浴。

（5）用冰帽行头部降温时，应及时放水、添加冰块。

2. 保持呼吸道通畅　休克者取平卧位，头偏向一侧，及时清除鼻咽分泌物，给予吸氧，必要时人工机械通气。

3. 惊厥护理　应置患者于保护床内，防止坠床、摔伤。床边备开口器与舌钳以防唇舌咬伤。遵医嘱应用地西泮。

4. 昏迷护理　头偏向一侧、吸痰、拍背，做好口腔护理。高热大汗者应及时更换衣物和被褥，注意皮肤的清洁卫生。定时翻身和按摩以防压疮。

5. 其他对症护理　腓肠肌痉挛发作时，应协助患者按摩。对老年人和心脏病患者应控制输液速度。

（四）心理护理

护士应关心体贴患者，做好解释工作，消除患者的紧张、焦虑情绪，并告知其预防中暑的方法和急救措施，取得患者的配合。

【健康指导】

宣传预防中暑的方法，高温外出时应戴防晒帽，及时补充含盐 0.3% 的清凉饮料。加强高温作业的劳动保护，严格执行高温作业禁忌证的规定。改善劳动环境和居住条件，加强热适应锻炼，重视老、弱、病、孕的夏季保健。

第四节 淹溺患者的护理

案例

患者，男性，15岁。半小时前游泳时不慎溺水后出现烦躁不安、神志不清、恶心、呕吐，咳粉红色泡沫痰。查体：体温36℃，脉搏160次/分，呼吸28次/分，血压85/60mmHg，神志不清，双眼向上凝视，瞳孔等大等圆，对光反射减弱；口唇发绀，颈项强直；双肺布满湿啰音，心率160次/分；四肢肌张力增高。辅助检查：Hb 150g/L，WBC $29×10^9$/L，N 68%；尿常规(-)；ALT 69U/L，BUN 5.8mmol/L；血K^+ 2.7mmol/L，Na^+ 129mmol/L；心电图检查示窦性心律不齐，T波改变，前壁心肌缺血。

请问患者发生了什么？应如何进行急救和护理？

淹溺是指人淹没于水或其他液体中，由于液体充塞呼吸道及肺泡或反射性引起喉痉挛而引起的窒息和缺氧，并处于临床死亡状态者。

【疾病概述】

（一）病因

（1）缺乏游泳能力而意外落水或潜水意外。

（2）游泳时间过长致体力消耗或受冷水刺激致肢体痉挛或异物缠绕肢体。

（3）游泳前饮酒或服用镇静剂过量；游泳时原有的心脑血管疾病、癫痫发作。

（二）发病机制

人淹没于水中后，首先是反射性屏气；然后由于缺氧，不能坚持屏气而被迫深呼吸，大量水进入呼吸道、肺泡，引起严重缺氧、高碳酸血症和代谢性酸中毒。

1. 干性淹溺和湿性淹溺

（1）干性淹溺　人入水后受到强烈刺激（惊慌、恐惧、骤然寒冷等），引起喉痉挛导致窒息。呼吸道和肺泡很少或无水吸入。约占10%。

（2）湿性淹溺　人入水后，喉部肌肉松弛，吸入大量水分充塞呼吸道、肺泡而发生窒息，数秒后神志丧失、呼吸停止、心室颤动。约占90%。

2. 淡水淹溺和海水淹溺　见表6-3。

（1）淡水淹溺　大量淡水被迅速吸收到血循环，血容量增加，重者引起溶血，出现高钾血症和血红蛋白血症。主要病变是肺损伤，出现肺水肿或微小肺不张。

（2）海水淹溺　海水被吸入肺泡后，其高渗压使血液内的水大量进入肺泡，引起急性肺水肿。

各种淹溺都可引起肺顺应性降低、肺水肿、肺内分流、严重的低氧血症和混合性酸中毒。大部分淹溺者猝死的主要原因是心律失常。

表 6 – 3　淡水淹溺与海水淹溺的区别

	淡水淹溺	海水淹溺
血容量	增加	减少
血液性状	稀释	浓缩
红细胞破坏	大量	少量
电解质变化	低钠、氯、蛋白血症和高钾血症	高钠、钙、镁血症
室颤	常见	少见
致死原因	急性肺和脑水肿、心力衰竭、室颤	急性肺、脑水肿、心力衰竭

【护理评估】

（一）健康史

应向患者的陪同人员详细了解淹溺发生的时间、地点和水源性质。

（二）身体状况

1. 症状　淡水淹溺者可有头痛、视觉障碍、剧烈咳嗽、胸痛、呼吸困难、咳粉红色泡沫痰。海水淹溺者有明显口渴感，最初数小时可有寒战、发热。

2. 体征　皮肤发绀，四肢厥冷。口鼻充满泡沫和污泥、杂草等。腹部膨隆。常出现精神状态改变如烦躁不安、抽搐、昏睡、昏迷和肌张力增加。呼吸表浅、急促或停止。肺部可闻及啰音。心律失常，心音微弱或消失。

（三）心理 - 社会状况

淹溺发生大多较为突然，患者多无心理准备，故常表现为焦虑、恐惧。

（四）辅助检查

1. 血尿检查　常有白细胞轻度增高。海水淹溺者血钠、钙、镁增高。淡水淹溺者血液稀释，血钠、氯下降；有溶血者血钾增高，尿中出现游离血红蛋白。

2. 心电图检查　常出现窦性心动过速、非特异性 ST 段和 T 波改变。

3. 胸部 X 线检查　常显示斑片状浸润，也可出现典型肺水肿征象。

4. 动脉血气分析　混合性酸中毒、低氧血症。

（五）治疗原则

迅速将患者救出水面，立即恢复有效通气，实施心肺脑复苏，并对症处理。

1. 现场处理

（1）迅速将患者救离出水。

（2）保持呼吸道通畅　立即清除口、鼻中的污水、污物或其他杂物，取出义齿，将舌拉出。

（3）倒水处理　切忌倒水时间过长，以免影响心肺复苏的进行。

①膝顶法　急救者取半蹲位，一腿跪地，另腿屈膝，将患者腹部横置于救护者屈膝侧大腿上，使其背向上、头下垂，用手按压其背部（图6-1a）。

②肩顶法　急救者抱住患者双腿，将其腹部放在急救者肩部，使其头胸下垂，急救者快步奔跑，倒出积水（图6-1b）。

③抱腹法　急救者从患者背后双手抱住其腰腹部，使其背部在上，头胸下垂，摇晃患者，倒出积水（图6-1c）。

（4）对心跳呼吸停止者应立即行心肺复苏术。

（5）迅速转送医院，途中不中断救护。

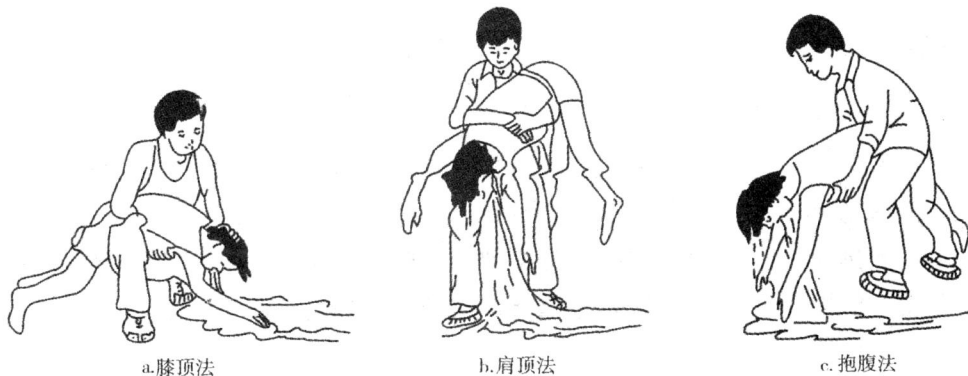

a.膝顶法　　　　b.肩顶法　　　　c.抱腹法

图6-1　淹溺倒水的方法

2. 医院内处理

（1）复温和保温　迅速将患者置于抢救室内，换下湿衣裤。注意室内温度，使患者在短时间内恢复正常体温，随后注意保温。

（2）维持呼吸功能　给予高流量吸氧；自主呼吸未恢复者应行气管插管、机械辅助呼吸。静脉注射呼吸兴奋剂。有条件者行高压氧治疗。

（3）维持循环功能　继续心肺复苏。心搏恢复后应建立静脉通道，掌握输液的速度和量；有条件者监测中心静脉压

考点提示

淹溺患者的处理要点。

直通护考

无心跳、呼吸的溺水患者急救时首先应

A. 胸外心脏按压

B. 倒水处理

C. 口对口人工呼吸

D. 立即清除口、鼻腔内淤泥

E. 给强心利尿药

参考答案：A

（CVP）、动脉压和尿量，并用于指导治疗。

（4）对症处理

①纠正血容量 淡水淹溺者静脉滴注3%氯化钠溶液或全血。海水淹溺者静脉滴注5%葡萄糖溶液或低分子右旋糖酐；禁用盐水。

②防治脑水肿 静滴地塞米松和脱水剂。头部戴冰帽降温。

③防治肺部感染 早期应用抗生素。

④防治急性肾衰，纠正水、电解质和酸碱失衡。

【护理问题】

1. 有窒息的危险 与喉头痉挛或异物阻塞呼吸道有关。

2. 气体交换受损 与大量水进入呼吸道、肺泡有关。

3. 焦虑 与担心疾病的预后有关。

4. 潜在并发症 肺水肿、脑水肿、心衰竭、肾衰竭等。

【护理措施】

（一）一般护理

注意保持室内温度，脱去患者湿冷的衣物，盖被保暖。

（二）观察病情

（1）严密观察生命体征的变化，观察神志、瞳孔对光反射是否存在。观察呼吸频率、深度，判断呼吸困难程度。观察有无咳痰及痰的颜色、性状，听诊肺部啰音及心率、心律情况。

（2）注意监测尿的颜色和性状。留置导尿，记录尿量。

（3）监测电解质变化，行动脉血气分析。

（三）对症护理

（1）迅速将患者救离水面，及时清理呼吸道，协助医生行倒水处理。

（2）保持呼吸道通畅，及时吸氧，协助人工呼吸、气管插管。

（3）输液护理 对淡水淹溺者应严格控制输液速度，从小剂量、低速度开始，避免短时间内输入大量液体。对海水淹溺者出现血液浓缩症状的应及时输入5%葡萄糖和血浆等，切忌输入生理盐水。

（4）复温护理 脱去湿衣物，用干被子包裹全身。也可应用热水浴法、温热林格液灌肠法等复温。但要注意复温速度不可过快，使患者体温恢复到30℃~32℃为宜。

（5）其他对症护理 迅速建立静脉通道，遵医嘱输液、用药以纠正血容量和防治肾衰竭、心衰竭和感染。

（四）心理护理

消除患者的焦虑、恐惧情绪，解释治疗措施和目的，使其能积极配合治疗。对于自杀者应尊重其隐私，注意引导其正确对待人生和事业，防止心理反应失常。做好家属的思想工作，消除患者自杀念头。

【健康指导】

加强安全防范知识的宣教，水上作业者做好防护如穿救生衣，学会溺水的急救处理。游泳或潜水前禁止饮酒或服用镇静药。

第五节　触电患者的护理

案　例

患者，男性，55岁，电工。在村里安装高压电线时，突然出现意识丧失，从高处摔下。查体：体温37℃，脉搏110次/分，呼吸20次/分，血压85/60mmHg，右手局部灼伤，烧伤处组织炭化或坏死成洞，边缘规则整齐，焦黄，干燥。血常规检查见白细胞升高；尿液检查可见血红蛋白。

请问该患者发生了什么？应如何进行救护？

触电是指一定量的电流或电能量（静电）通过人体，引起组织不同程度的损伤或器官功能障碍甚至死亡。低压交流电（220~300V）触电最常见。

【疾病概述】

（一）病因

触电常见的原因是人体直接接触电源、电流或静电电荷经空气或其他介质电击人体。常发生于违反用电操作规程时；也可见于风暴、地震等使电线断裂时。

（二）发病机制

电流对人体的伤害包括电损伤和电流能量转换为热量引起的灼伤。电损伤对人体的危害包括心室颤动、肌肉强烈收缩、损伤中枢神经系统引起神经传导阻断、损伤脑干导致呼吸心跳停止。电流能量转换为热量引起的灼伤多见于高压电，轻者仅灼伤局部皮肤、浅层肌肉，重者可灼伤深层肌肉；小营养血管闭塞、肌肉受电灼伤后局部水肿并压迫血管，均可使组织缺血、坏死。

【护理评估】

（一）健康史

向触电者或其陪同者详细了解触电经过，包括时间、地点、电源情况等。

（二）身体状况

1. 全身表现 轻者出现痛性肌肉痉挛、惊恐、头痛、头晕、心悸、面色苍白等，一般很快恢复正常。高压触电尤其雷击时，常发生意识丧失、心跳呼吸骤停甚至死亡。组织损伤区或体表烧伤处若丢失大量液体可致低血容量性休克。肾脏直接损伤或坏死肌肉组织产生的肌球蛋白尿、溶血后血红蛋白可损伤肾小管而引起急性肾衰竭。

考点提示

触电患者的身体状况。

2. 局部表现 高压电引起的损伤常见于电流进出部位，烧伤处组织炭化或坏死成洞，边缘规则整齐，焦黄，干燥。高压电损伤常引起前臂腔隙综合征，为高压电引起肌肉组织损伤、水肿、坏死，筋膜下组织压力增加，而出现脉搏减弱、感觉及痛觉消失的神经血管受压体征。触电后大肌群强直性收缩可导致脊椎压缩性骨折或肩关节脱位。

3. 并发症 触电后24～48h常出现室性心律失常、神经源性肺水肿、胃肠道出血、烧伤处继发感染、弥散性血管内凝血；数天至数月后可出现神经系统病变、视力障碍、白内障等。

（三）心理-社会状况

触电发生一般很突然，患者多无心理准备，常表现为紧张、恐惧。尤其高压电触电可引起严重的并发症，幸存者多担心会留下严重后遗症。

（四）辅助检查

早期可有肌酸磷酸激酶、乳酸脱氢酶、谷氨酸草酰乙酸转氨酶活性增高。尿液检查可见血红蛋白或肌红蛋白。

（五）治疗原则

原则是即刻切断电源，争分夺秒地实施心肺复苏。

1. 现场处理

（1）即刻切断电源 迅速关闭电源或拔掉插头。用干燥竹竿或木棒等绝缘物挑开电线，并处置妥当。在野外或远离电闸或存在电磁场效应的触电现场，可用绝缘钳子或戴木柄的干燥刀、斧或锄头等斩断电线并妥善处理电线断端。用干木棒将触电者拨离触电处。避免给触电者造成其他伤害，如高处触电时，应采取适当的安全防护措施，防止从高处坠下导致骨折或死亡。抢救者必须注意自身安全，严格保持自己与触电者的绝缘。

（2）轻型触电者 就地观察及休息1～2h。

（3）重型触电者 对心跳、呼吸停止者立即进行心肺复苏，并迅速转送医院，途中不中断救护。

2. 医院内处理

（1）维持有效呼吸　及时清除气道内分泌物。重症者尽早做气管插管，给予呼吸机正压吸氧。

（2）心电监护和纠正心律失常　行持续心电监护，及时发现并纠正心律失常尤其是室颤。

（3）创面处理　局部电灼伤的处理与烧伤的处理相同。触电现场应保护好创面。到达医院后用无菌液冲洗、无菌敷料包扎。广泛组织烧伤、肢体坏死或骨折者，应请外科医生进行相应的处理，如组织坏死者行清创术，并预防性应用抗生素和破伤风抗毒素；前臂腔隙综合征者行减压术等。

（4）其他对症处理　预防感染，纠正水和电解质紊乱，防治肺水肿、脑水肿、急性肾功能衰竭等。

【护理问题】

1. 疼痛　与触电引起的局部损伤有关。

2. 急性意识障碍——昏迷　与触电引起的脑干损伤有关。

3. 有感染的危险　与触电引起的局部组织水肿、坏死有关。

4. 潜在并发症　前臂腔隙综合征、室性心律失常、神经源性肺水肿、急性肾功能衰竭、神经系统病变等。

> **考点提示**
>
> 触电的处理要点、护理措施。
>
> **直通护考**
>
> 遇一电击伤患者倒地，急救首先应采取
>
> A. 使用复苏药物
>
> B. 人工呼吸
>
> C. 扑灭身上火焰
>
> D. 立即使患者脱离电源
>
> E. 处理伤口
>
> 参考答案：D

【护理措施】

（一）一般护理

加强营养，以高蛋白、高维生素饮食为主。注意卧床休息，避免劳累。

（二）观察病情

（1）观察生命体征，注意神志变化。

（2）监测心律失常　复苏后患者应仔细检查心率和节律，每次心脏听诊应保持5min 以上，判断有无心律失常。最好连续进行48h 的心电监护。

（3）监测肾功能　观察尿色、尿量变化，准确记录尿量。

（三）对症护理

（1）及时清除气道内分泌物，保持呼吸道通畅。必要时协助行气管插管、正压吸氧。

（2）注意口腔、皮肤护理，预防口腔炎和压疮的发生。

（3）对严重肾功能损害或脑水肿者遵医嘱使用利尿剂和脱水剂。注意触电者有无其他合并伤存在，并配合医生积极抢救。

（四）心理护理

应给予心理安慰和心理支持，消除患者紧张、恐惧心理。注意观察患者有无触电后的短暂性精神异常如精神兴奋，应说服其卧床休息以保护心肺功能。

【健康指导】

普及安全用电知识，家用电器有故障要及时修理，不能带电操作。安装防护措施，如安装漏电保护器、插孔保护门、双断开关等，预防意外触电，尤其是儿童和老人。雷雨天不要在大树下、空旷的高大建筑物中避雨；不要站在窗口、灯下或靠近电器的地方；也不要使用手机。

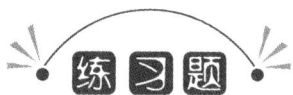

练习题

1. 下列属于闭合性创伤的是

    A. 挤压伤   B. 擦伤   C. 刺伤   D. 裂伤   E. 火器伤

2. 开放性创伤特有的征象是

    A. 肿胀   B. 疼痛   C. 功能障碍   D. 骨折   E. 伤口或创面

3. 使用止血带时放松与间隔的时间是

    A. 15min   B. 20min   C. 10min   D. 60min   E. 2h

4. CO 中毒的发病机制是

    A. 大脑受抑制   B. 呼吸中枢受抑制   C. 细胞中毒

    D. 血红蛋白不能携氧   E. 肺水肿

5. 在高温环境下劳动的工人，为预防中暑宜饮

    A. 含糖饮料   B. 含盐饮料   C. 冷开水

    D. 矿泉水   E. 含维生素 C 饮料

6. "阿托品化"的指标不包括

    A. 瞳孔散大   B. 颜面潮红   C. 皮肤干燥

    D. 肺部湿啰音消失   E. 心率减慢

7. 患者，女性，40 岁。在家用煤炉烤火后出现浅昏迷症状、心率 130 次/分、皮肤多汗、面色潮红，急诊入院。考虑为中度煤气中毒。其典型体征是

    A. 意识模糊   B. 口唇樱桃红色   C. 瞳孔散大

    D. 四肢无力   E. 呼吸衰竭

8. 患者，女性，50 岁，因煤气中毒 5h 后入院，深昏迷，休克，血 COHb60%，血压 80/50mmHg。诊断为急性 CO 中毒。该患者的中毒类型是

    A. 轻度中毒   B. 中度中毒   C. 重度中毒

    D. 慢性中毒   E. 极重度中毒

9. 患者，男性，50 岁。冬天生煤炉取暖，晨起感到头痛、头晕、视物模糊而摔倒，被他人发现后送至医院。急查血液碳氧血红蛋白试验呈阳性，首要的治疗原则是

    A. 纠正缺氧   B. 注意保暖   C. 保持呼吸道通畅

    D. 静脉输液   E. 降颅内压

10. 患者，女性，52 岁，因 CO 中毒 1 天后入院，患者处于浅昏迷状态、脉搏 130 次/min、皮肤多汗、面色潮红、口唇呈樱桃红色。其潜在并发症是

    A. 昏迷   B. 水电解质紊乱   C. 肺水肿

    D. 迟发性脑病   E. 脑水肿

11. 患者，男性，42 岁，昏迷，被他人送入急诊科，呼气带有蒜味，急查全血胆碱酯酶活力为 50%，最可能是

    A. 肝昏迷   B. 糖尿病酮症酸中毒   C. 有机磷农药中毒

    D. 乙醇中毒   E. 尿毒症

12. 患者，女性，35 岁，因与家人争吵后自服敌敌畏 100ml，2h 后送医院不治身亡。该患者死亡的原因最有可能是

    A. 肺部感染   B. 脑水肿   C. 中间综合征

    D. 心跳骤停   E. 呼吸衰竭

13. 患者，男性，50 岁。农药厂工人，在生产有机磷农药工作中违反操作规定，出现恶心、呕吐、多汗、流涎、瞳孔缩小、呼吸困难、大汗、惊厥等症状。全血胆碱酯酶活力降至 30% 以下；使用阿托品静脉给药。当出现阿托品中毒时应采取的治疗措施是

    A. 立即停药   B. 密切观察   C. 对症处理

    D. 应用解磷定   E. 应用毛果芸香碱

14. 患者，女性，35 岁，因有机磷中毒住院，入院后诊断为重度有机磷中毒。其血胆碱酯酶活性测定结果应为

    A. 血胆碱酯酶活性 60% ~80%   B. 血胆碱酯酶活性 50% ~70%

    C. 血胆碱酯酶活性 30% ~50%   D. 血胆碱酯酶活性 <50%

    E. 血胆碱酯酶活性 <30%

15. 患者，女性，35 岁，在田间喷药农药时不慎污染衣服。为了避免农药经皮肤黏膜吸收而发生中毒。该女性应立即

    A. 去医院就诊   B. 脱离现场、脱去污染衣服   C. 肥皂水清洗皮肤

    D. 用热水冲洗皮肤   E. 用乙醇溶液清洗皮肤

16. 患者，女性，46 岁，在烈日下作业 4h 后出现头痛、头痛、出冷汗、口渴、皮肤苍白。入院后查体：体温 37.6℃，脉搏 110 次/分，血压 90/50mmHg。应考虑为

    A. 热射病   B. 日射病   C. 热痉挛   D. 热衰竭   E. 以上皆不是

17. 患者，男性，42 岁，炎热夏天在建筑工地连续工作 4h 后出现剧烈头痛、头晕、眼花、耳鸣、呕吐、烦躁不安等症状，体温不高。应考虑为

    A. 热衰竭   B. 热痉挛   C. 日射病   D. 热射病   E. 中暑

（12 ~ 13 题共用题干）

患者，男性，48 岁，建筑工人，在高温闷热的建筑工地工作，近日出现全身乏力，体温高有时可达 40℃以上，同时伴有皮肤无汗、谵妄和抽搐，入院后诊断为热射病。

18. 首要的治疗措施是

    A. 降温   B. 吸氧   C. 抗休克

    D. 治疗脑水肿   E. 纠正水、电解质紊乱

19. 最适宜的降温措施是

    A. 冰帽

    B. 冬眠合剂

    C. 冰盐水灌肠

    D. 静脉滴注 4℃等渗盐水

    E. 动脉快速推注 4℃ 5%葡萄糖盐水

20. 该患者采取物理降温时，肛温降至多少应暂停

    A. 36℃   B. 36.5℃   C. 37℃   D. 37.5℃   E. 38℃

（宫春梓　王雪芹）

输液（血）反应患者的护理

要点导航

◎ **学习要点**

　　1.掌握常见输液、输血反应的护理评估和护理措施。

　　2.熟悉常见输液、输血反应的护理问题和预防输液、输血反应方法。

　　3.了解输液、输血反应的病因及发病机制。

◎ **技能要点**

　　能应用所学知识熟练护理发生输液、输血反应的患者。

一、常见输液反应及护理

（一）发热反应

因输入致热物质所致。多由于输液器具清洁灭菌不彻底或被污染、有效期已过、输入的溶液或药物制剂不纯、消毒灭菌保存不良、输液过程中未能严格遵守无菌操作原则等所致。

【护理评估】

患者输液后数分钟至 1h 发生发冷、寒战继而发热。轻者体温在 38℃ 左右，于停止输液后数小时内体温自行恢复正常；重者体温可达 40℃，并伴有头痛、脉速、恶心、呕吐等全身症状，严重者还可出现呼吸困难、血压下降、抽搐，甚至昏迷。

【护理问题】

1. 体温过高　与输入致热物质、灭菌不彻底有关。

2. 有受伤的危险　与体温过高引起抽搐有关。

3. 恐惧　与治疗过程中不明原因体温过高有关。

【护理措施】

（1）根据病情减慢滴速或暂停输液，及时通知医生。

（2）立即监测生命体征，每半小时测量一次，直至病情平稳。

（3）对症处理，轻者减慢滴速或暂停输液，症状可自行缓解；重者应立即停止输液。寒战者给予保暖，高热者给予物理降温。

（4）遵医嘱给予抗过敏药物、解热镇痛药或肾上腺皮质激素等。

（5）做好记录，保留剩余溶液和输液器进行检测，查找引起发热反应的原因。

【健康指导】

（1）严格检查药液质量与有效期；输液器外包装有无破损、漏气；生产日期和有效期。

（2）操作过程中严格执行无菌操作原则。

（二）急性肺水肿（循环负荷过重）

【护理评估】

1. 发病机制　①因输液速度过快，短期内输入过多液体，使循环血容量急剧增加，心脏负荷过重所致。②患者原有心肺功能不良。

2. 临床表现　患者输液过程中突然出现呼吸困难、气促、胸闷、咳嗽、咳粉红色泡沫样痰，严重时痰液从口鼻涌出，听诊两肺部可闻及湿啰音，心率快且节律不齐。

【护理问题】

1. 气体交换受损　与循环负荷过重引起肺组织有效换气面积减少有关。

2. 清理呼吸道无效　与大量泡沫有关。

【护理措施】

（1）立即停止输液，通知医生，进行紧急处理，安慰患者，以解除其紧张情绪。

（2）协助患者取端坐位，两腿下垂，以减少下肢静脉血液的回流，减轻心脏负担。必要时用止血带或血压计袖带进行四肢轮扎，阻断静脉血流，但动脉血流仍通畅。每隔5～10min轮流放松一侧肢体上的止血带，可有效地减少静脉回心血量。待症状缓解后，逐渐解除止血带。

（3）清除呼吸道分泌物，保持气道通畅，并指导患者进行有效呼吸。

（4）给予高流量氧气吸入，一般氧流量为6～8L/min，可提高肺泡内氧分压，使肺泡内毛细血管渗出液的产生减少，从而增加氧的弥散，改善低氧血症。同时，湿化瓶内换成30%～50%乙醇，进行乙醇湿化吸氧，因为乙醇能降低肺泡内泡沫表面张力，使泡沫破裂消散，从而改善肺部气体交换，减轻缺氧症状。

（5）遵医嘱给予镇静剂，扩血管药物、平喘、强心和利尿剂，以舒张周围血管，加速体液排出，减少回心血量，减轻心脏负荷。

【健康指导】

根据病情严格控制输液速度与输液量，对年老体弱、婴幼儿、心肺功能不良的患者需要特别慎重并密切观察输液速度。

（三）静脉炎

【护理评估】

1. 发病机制　长期输注高浓度、刺激性较强的药液，或静脉内放置刺激性大的留置管或放置时间过长，导致局部血管壁发生化学性炎症反应；亦可因输液过程中未严格执行无菌操作而引起局部静脉感染。

2. 临床表现　患者输液后沿静脉走向出现条索状红线，局部组织表现红、肿、热、痛，有时伴有畏寒、发热等全身症状。

【护理问题】

1. 疼痛　与炎性物质刺激有关。

2. 体温过高　与血管壁发生化学性炎症反应有关。

【护理措施】

（1）停止在局部输液，将患肢抬高并制动。

（2）局部用50%硫酸镁溶液或95%的乙醇溶液湿热敷，每日2次，每次20min，可起消肿、止痛的作用。

（3）超短波理疗，每日1次，每次15～20min。

（4）中药治疗，将如意金黄散加醋调成糊状，局部外敷，每日2次，可起到清热、止痛、消肿的作用。

（5）合并感染，遵医嘱给予抗生素治疗。

【健康指导】

（1）严格执行无菌操作原则；对血管壁有刺激性的药物应充分稀释后再使用并减慢点滴速度，并防止药物溢出血管外。

（2）应有计划地更换输液部位，保护静脉。

（3）静脉内置管，应该选择无刺激性或刺激性小的导管，留置时间不宜过久。

（四）空气栓塞

【护理评估】

1. 发病机制 ①输液前，输液管内空气未排尽，或输液管连接不紧密而漏气。连续输液过程中更换溶液瓶不及时或输液完毕未及时拔针。②加压输液、输血时无人守护，液体输完未及时更换药液或拔针，导致空气进入静脉发生空气栓塞。

空气进入静脉内形成空气栓子。气栓随血流经右心房到达右心室，如空气量少，则随着心脏的收缩从右心室压入肺动脉并分散到肺小动脉内，最后经毛细血管吸收，因而损害较小。如空气量大，则空气在右心室内阻塞肺动脉口，使血液不能进入肺内，气体交换发生障碍，引起机体严重缺氧而立即死亡。

2. 临床表现 患者输液后感到胸部异常不适或有胸骨后疼痛，随即出现呼吸困难和严重发绀，有濒死感。听诊心前区可闻及响亮、持续的"水泡声"，心电图呈心肌缺血和急性肺心病的改变。

【护理问题】

1. 疼痛 与心肌缺氧有关。
2. 气体交换受损 与空气栓塞有关。
3. 恐惧 与心肌缺血、缺氧有关。

【护理措施】

（1）立即停止输液，通知医生，进行紧急处理，安慰患者，以解除其紧张情绪。

（2）立即使患者取左侧卧位和头低足高卧位。左侧卧位可使肺动脉的位置处于低位，利于气泡飘移至右心室尖部，从而避开肺动脉入口，随着心脏的舒缩，较大的气泡破碎成泡沫，分次小量进入肺动脉内，逐渐被吸收。

（3）给予高流量氧气吸入，提高机体的血氧浓度，纠正缺氧状态。

（4）有条件者，通过中心静脉导管抽出空气。

（5）密切观察患者病情变化，如发现异常及时对症处理。

考点提示

1. 输液反应表现和诊断。
2. 输液反应护理及预防措施。

直通护考

输液引起肺水肿的典型表现是

A. 发绀、胸闷
B. 心悸、烦躁不安
C. 胸闷、咳嗽
D. 呼吸困难、咳粉红色泡沫痰
E. 面色苍白、血压下降

参考答案：D

【健康指导】

（1）输液前认真检查输液器质量，排尽输液管内空气。

（2）输液过程中加强巡视，连续输液时应及时更换输液瓶或添加药液；输液完毕及时拔针。

（3）加压输液、输血时应专人守护。

二、常见输血反应及护理

（一）发热反应

【护理评估】

1. 发病机制　①血液、保养液、贮血袋和输血器等被致热原污染。②输血时违反无菌操作原则，造成污染。③多次输血后，受血者血液中产生抗白细胞和血小板的抗体，当再次输血时发生抗原抗体反应，引起发热。

2. 临床表现　患者在输血过程中或输血后 1～2h 内出现畏寒或寒战，继之高热，体温上升至38℃～41℃，持续时间不等，有些患者伴有头痛、恶心、呕吐、皮肤潮红、肌肉酸痛等全身症状。轻者 1～2h 后逐渐缓解；严重者还可出现呼吸困难、血压下降、抽搐，甚至昏迷。

【护理问题】

1. 体温过高　与输入致热物质、灭菌不彻底有关。

2. 有受伤的危险　与体温过高引起抽搐有关。

3. 恐惧　与治疗过程中不明原因体温过高有关。

【护理措施】

（1）根据病情减慢滴速或暂停输血，用0.9％的氯化钠溶液维持静脉通路，及时通知医生。

（2）立即监测生命体征，每半小时测量一次，直至病情平稳。

（3）对症处理，寒战者给予保暖，高热者给予物理降温，并给予相应的基础护理。

（4）遵医嘱给予抗过敏药物、解热镇痛药或肾上腺皮质激素等。

（5）做好记录，保留余血与输血装置送检，查找引起发热反应的原因。

【健康指导】

（1）严格检查血液、保养液质量与有效期；贮血袋和输血器外包装有无破损、漏气，生产日期和有效期。

（2）操作过程中严格执行无菌操作原则。

（3）患者是否多次输血。受血者血液中产生抗白细胞和血小板的抗体，当再次输血时发生抗原抗体反应，引起发热。

（二）过敏反应

【护理评估】

1. 发病机制　①患者为过敏体质，对输入血液中的某些成分过敏。②输入血中含致敏物质，如供血者在采血前服用过可致敏的药物和食物。③多次输血者，体内产生过敏性抗体，当再次输血时，抗原抗体相互作用引起过敏反应。④供血者体内的变态反应性抗体随血液传给受血者，一旦与相应抗原接触，即可发过敏反应。

2. 临床表现　患者于输血后期或将结束时发生，出现局限性或全身性的皮肤瘙痒或荨麻疹；有的出现血管神经性水肿，多见于颜面部，表现为眼睑、口唇高度水肿，常在数小时后消退。重者可出现喉头水肿、支气管痉挛而致呼吸困难，听诊两肺闻及哮鸣音，严重者发生过敏性休克。

【护理问题】

1. 气体交换受损　与喉头水肿、支气管痉挛有关。

2. 潜在并发症　休克。

【护理措施】

（1）轻者减慢输血速度，遵医嘱给予抗过敏药物，密切观察。

（2）中、重度过敏反应者立即停止输血，用0.9%的氯化钠溶液维持静脉通路，立即通知医生。

（3）遵医嘱给药，可用0.1%盐酸肾上腺素注射液0.5～1ml作皮下注射，给予异丙嗪、地塞米松等抗过敏药物。

（4）严密观察病情变化，呼吸困难者给予氧气吸入，喉头水肿者协助气管插管或气管切开，发生过敏性休克时给予抗休克治疗。

（5）密切监测生命体征变化。

（6）并保留余血送检。

【健康指导】

（1）加强对供血者的选择、管理与教育，勿选用有过敏史的供血员。

（2）在采血前4h内，供血员不宜进食高蛋白和高脂肪食物，可饮用少量清淡饮食或糖。

（3）患者如有过敏史，可于输血前半小时遵医嘱给予抗过敏药物。

（三）溶血反应

【护理评估】

1. 发病机制 ①输入异型血：即供血者与受血者 ABO 血型系统不合而造成溶血。该反应发生迅速，输入 10 ~ 15ml 即可出现症状，后果严重。②输入变质血：即输血前红细胞已溶解变质。如血液贮存过久、保存温度不妥、血液污染或受剧烈振荡、血中加入低渗或高渗溶液或能影响血液 pH 的药物，导致红细胞大量破坏溶解。③Rh 系统不合：Rh 阴性者首次接受 Rh 阳性血液后不会发生溶血反应，但 2 ~ 3 周后其血清中产生抗 Rh 阳性抗体。当再次接受 Rh 阳性血液时，即可发生溶血反应。Rh 系统不合所致的溶血反应一般发生于输血后几小时至几天后，较少见。

2. 临床表现 患者输液出现与发热相似反应，重者在输入血液 10 ~ 15ml 时，即可出现症状，死亡率高。其临床表现可分为三期。

第一期：患者表现为四肢麻木、头部胀痛、腰背部剧痛、胸闷、呼吸困难、血压下降、寒战或发热、恶心、呕吐等症状。机制：输入血中红细胞的凝集原与受血者血浆中凝集素发生凝集反应，使红细胞凝集成团，阻塞部分小血管，造成组织缺血缺氧。

第二期：患者出现黄疸和血红蛋白尿，而同时第一阶段的症状加重，伴有寒战、高热、呼吸急促、血压下降等休克症状。机制：凝集的红细胞溶解后，大量血红蛋白释放到血浆中。

第三期：患者出现少尿、无尿等急性肾功能衰竭症状，严重者可迅速死亡。机制：大量血红蛋白从血浆中进入到肾小管，遇酸性物质形成结晶体，阻塞肾小管。此外，因抗原抗体的相互作用，导致肾小管内皮细胞缺血、缺氧而坏死脱落，进一步阻塞了肾小管。

【护理问题】

1. 体温过高 与输入致热物质有关。

2. 疼痛 与细胞凝集团，阻塞部分小血管，造成组织缺血缺氧所致。

3. 气体交换受损 与溶血大量红细胞破坏有关。

4. 潜在并发症 休克。

5. 恐惧 与疼痛、四肢麻木、黄疸和血红蛋白尿、少尿等临床表现有关。

【护理措施】

（1）立即停止输血，保留静脉通道，通知医生紧急处理。并保留余血，采集患者血标本送化验室重做血型鉴定和交叉配血试验。

（2）给予氧气吸入，遵医嘱给予升压药和其他药物。

（3）保护肾脏，双侧腰部封闭，用热水袋敷双侧肾区，解除肾血管痉挛。

（4）碱化尿液，遵医嘱给静脉滴注5%碳酸氢钠溶液，以碱化尿液，使血红蛋白在尿液中的溶解度增加，避免防止结晶阻塞肾小管。

（5）密切观察患者生命体征与尿量变化，并做好记录。对少尿、尿闭者，按急性肾功能衰竭处理，出现休克症状，配合医生进行抗休克抢救。

（6）必要时行换血疗法，除去循环血中不合的红细胞及有害物质与抗原抗体复合物。

（7）心理护理，安慰患者，消除其紧张、恐惧心理。

【健康指导】

（1）加强工作责任心，认真做好血型鉴定和交叉配血相容试验。
（2）严格执行血液采集、保存制度，防止血液变质。
（3）严格检查药液质量与有效期；外包装有无破损、漏气。
（4）严格执行查对制度和操作规程，防止震荡、加热、加药，杜绝事故的发生。

（四）与大量输血有关的反应

大量输血是指24h内紧急输血量超过或相当于患者血液的总量。常见反应有循环负荷过重、出血倾向和枸橼酸钠中毒反应等。

【护理评估】

1. 循环负荷过重　其临床表现、发病机制同静脉输液反应。

2. 空气栓塞　其临床表现、发病机制同静脉输液反应。

3. 出血倾向

（1）发病机制　由于库血中的血小板已基本破坏，凝血因子减少，如长期反复输入库存血或短时间内输入大量库血时可引起。

（2）临床表现　患者出现皮肤黏膜淤点或淤斑，穿刺部位、手术切口、伤口处渗血，牙龈出血等，严重者出现血尿。

4. 枸橼酸钠中毒反应

（1）发病机制　在大量输血的同时也随之输入了过量的枸橼酸钠溶液，若患者肝功能不全，枸橼酸钠未完全氧化与排出，而与血中游离钙结合使血钙降低，以致凝血功能障碍、毛细血管张力降低、血管收缩不良和心肌收缩无力等。

（2）临床表现　患者表现为手足抽搐，血压下降，出血倾向，心电图出现 Q - T 间期延长，心率缓慢甚至心跳骤停。

【护理问题】

1. 体温过高　与输入致热物质有关。

2. 有受伤的危险　与体温过高引起抽搐有关。

3. 气体交换受损 与循环负荷过重引起肺组织有效换气面积减少或空气栓塞有关。

4. 清理呼吸道无效 与大量泡沫有关。

5. 疼痛 与心肌缺氧有关。

6. 恐惧 与心肌缺血、缺氧或不明原因体温过高有关。

【护理措施】

1. 循环负荷过重 其护理措施及健康指导同静脉输液反应。

2. 空气栓塞 其护理措施及健康指导同静脉输液反应。

3. 出血倾向 ①严密观察患者有无出血倾向，尤其注意皮肤黏膜或手术伤口处有无渗血。②遵医嘱间隔输入新鲜血或凝血因子，可每输 3～5 个单位库血，补充 1 个单位新鲜血或依据凝血因子缺乏情况补充相关成分。

4. 枸橼酸钠中毒反应

（1）严密观察患者的情况。

（2）如无禁忌，每输库血 1000ml，可遵医嘱静脉注射 10% 葡萄糖酸钙或氯化钙 10ml，以补充钙离子，防止低血钙。

【健康指导】

（1）大量输库血，应严密观察皮肤、黏膜或手术切口有无出血。

（2）输入大量库血，及时注射钙剂，特别是肝功能受损的患者。

（3）24h 内紧急输血量超过或相当于患者的总血容量，要及时调节输血速度、间隔输入新鲜血或血小板。

（五）其他反应

输血不当可引起细菌污染反应、体温过低以及因输血传播疾病即献血者的某些疾病通过输血传播给受血者，如病毒性肝炎、艾滋病、疟疾、梅毒等。

其主要的防治措施是净化血源，对献血者进行严格筛选、管理；提高检测技术，对血液进行严格检测，保证每袋血的质量。

综上所述，预防输血反应的关键措施是加强对采血，贮血和输血操作等各环节的管理，层层严格把关，确保患者输血安全。

考点提示

1. 输血反应表现和诊断。
2. 输液血反应护理及预防措施。

直通护考

溶血反应发生时，护士首先应

A. 立即停止输血

B. 通知医生

C. 静脉滴注 4% 碳酸氢钠

D. 测量血压及尿量

E. 皮下注射肾上腺素

参考答案：A

练习题

1. 输液时，患者发冷、寒战，发热 38℃，此时患者发生了

    A. 急性肺水肿   B. 发热反应   C. 过敏反应

    D. 空气栓塞   E. 右心衰竭

2. 与大量输血有关的反应不包括

    A. 出血倾向   B. 枸橼酸钠中毒   C. 酸中毒

    D. 高血钙   E. 高血钾

3. 在溶血反应的第一阶段，其最典型的症状是

    A. 腰背部剧痛、四肢麻木   B. 寒战发热   C. 胸闷、呼吸急促

    D. 少尿或无尿   E. 黄疸、血红蛋白尿

4. 当患者输入大量库存血后容易出现

    A. 低血钾   B. 低血钙   C. 高血钠   D. 低血钠   E. 高血铁

5. 输血致溶血反应的处理中下列哪项是错误的

    A. 立即停止输血   B. 热水袋敷双侧肾区

    C. 密切观察生命体征及尿量   D. 维持静脉通路以备给药

    E. 酸化尿液

6. 输液中发现肺水肿的原因是

    A. 输入致热物质   B. 输入药液浓度过大   C. 输液滴管中空气未排尽

    D. 输入致敏物质   E. 输入药液量大，速度过快

7. 输液过快导致急性肺水肿的患者取

    A. 俯卧位   B. 头高脚低位   C. 半坐卧位   D. 平卧位   E. 端坐位

8. 输液后引起静脉炎的原因是

    A. 输入致热物质   B. 输入致敏物质   C. 输入药液量大，速度过快

    D. 输入药液浓度过大   E. 输液滴管中空气未排尽

9. 患者，输血 15min 后感觉头胀，四肢麻木，腰背部剧痛，脉细弱，血压下降，下列处理措施中错误的是

    A. 热水袋敷腰部   B. 取血标本和余血送检血型鉴定和交叉试验

    C. 立即通知医生   D. 观察血压、尿量

    E. 减慢输血速度

10. 患者，女性，24 岁，输血 15min 后感觉头胀，四肢麻木，腰背部剧痛，脉细弱，血压下降，下列处理措施中错误的是

A. 热水袋敷腰部　　　　　　　　　　　　B. 观察血压、尿量

C. 取血标本和余血送检血型鉴定和交叉试验　　D. 减慢输血速度

E. 立即通知医生

11. 患者，中心静脉输液过程中感觉胸闷、胸骨后疼痛，呼吸困难，医生检查患者口唇发绀、心前区听诊响亮的"水泡声"，此时应取

A. 仰卧位　　　　　　B. 左侧卧位　　　　　　C. 右侧卧位

D. 左侧头低脚高位　　E. 右侧头低脚高位

12. 让空气栓塞患者左侧卧位，是为了避免气栓阻塞在

A. 主动脉入口　　　　B. 肺静脉入口　　　　　C. 上腔静脉入口

D. 肺动脉入口　　　　E. 下腔静脉入口

13. 患者，男性，21岁，因再生障碍性贫血入院。护理体检：体温38℃，面色苍白，皮肤散在出血点。此患者须长时间静脉输入抗胸腺细胞球蛋白治疗。请问：给患者输液后沿静脉走行出现条索样红线，并有肿痛，可能出现了

A. 静脉炎　　B. 毛囊炎　　C. 皮炎　　D. 淤斑　　E. 紫癜

14. 患者，女性，27岁，因外伤导致脾破裂，除立即手术外尚需输入大量血液。提问：输入大量库存血应防止发生

A. 低血钾，酸中毒　　　　B. 低血钾，碱中毒　　　　C. 高血钠，酸中毒

D. 高血钾，酸中毒　　　　E. 高血钾，碱中毒

（邢世波）

第八单元 常见急危重症患者的救护

要点导航

◎ **学习要点**

1. 掌握昏迷、超高热危象、急腹症患者的救护；

2. 熟悉昏迷、超高热危象、急腹症患者的护理评估；

3. 了解昏迷、超高热危象、急腹症患者的病因及发病机制。

◎ **技能要点**

能应用所学知识护理昏迷、超高热危象、急腹症患者。

第一节 昏迷患者的救护

案 例

患者，男性，60岁。有高血压病史30年，干活时突发头晕、左侧肢体无力，随即倒地，大小便失禁，急送医院救治。查体：血压190/110mmHg，患者呈中度昏迷状态，双侧瞳孔等大，直径3mm，对光反应迟钝，左侧肢体偏瘫，巴宾斯基征（＋）。

该患者应该做何种检查才能明确诊断？请为该患者制定合理的护理措施。

昏迷是各种原因引起的觉醒状态与意识内容以及躯体运动均完全丧失的一种严重的意识障碍；或中枢神经系统对内外环境感知反应能力减退或消失而导致严重的意识障碍。其主要特征为随意运动丧失，对外界刺激失去正常反应并有病理反射活动出现。临床上广义的昏迷包括不同程度的意识障碍，即嗜睡、意识模糊、昏睡、浅昏迷和深昏迷；狭义的昏迷只包括浅昏迷和深昏迷。昏迷是一种常见急危重症，而当昏迷作为唯一首发症状时，将是考验临床工作的试金石。

知识链接

意识是机体对自身及周围环境感知并能做出正确反应的状态。它包括意识清晰度和意识内容两方面。

【疾病概述】

（一）病因

昏迷可作为急危重症单独存在，但大多见于某些疾病发展的危重阶段。其病因复杂多样，按病变部位分为两大类。

1. 颅内病变　①颅内感染：如各种脑炎、脑膜炎、脑脓肿等；②颅脑外伤：如脑震荡、脑挫裂伤、颅内血肿、颅骨骨折等；③脑血管疾病：如脑出血、脑血栓形成、蛛网膜下隙出血等；④颅内占位性病变：如颅内肿瘤、脑寄生虫病等。

2. 全身性疾病　①急性重症感染：如感染性休克、败血症、中毒性肺炎、菌痢、伤寒等；②内分泌与代谢障碍：如甲状腺疾病、肺性脑病、肝性脑病、糖尿病酮症酸中毒、尿毒症等；③外因性中毒：如农药类中毒、工业毒物中毒、药物类中毒、动植物中毒、一氧化碳中毒等；④物理性或机械性损害：如中暑、淹溺、触电、严重创伤等；⑤其他全身性疾病：如水、电解质平衡紊乱、心跳骤停等。

（二）发病机制

几乎所有的神经活动都是以反射弧的方式完成的。动物实验和临床观察表明：神经系统中与意识障碍直接相关的结构主要是上行网状激活系统和中枢整合系统即双侧大脑皮质。上行网状激活系统位于中脑和脑桥上方，对维持的人觉醒状态具有重要意义，任何原因损伤了该系统都会产生不同程度的意识障碍，直至昏迷。意识内容的完善取决于大脑皮质的功能，双侧大脑半球或单侧大脑半球（特别是优势半球）的广泛损害或功能抑制也可引起昏迷。

【护理评估】

对昏迷患者，首先要查看患者的一般状况，判断有无需要紧急处置的情况，如呼吸道梗阻、心跳骤停、外伤流血、休克、发绀等情况，如有应立即做相应的紧急处理，然后再进行评估。

（一）询问病史

昏迷病史对于疾病的诊断具有十分重要的意义。有些病例可根据病史得出可能的诊断，为进一步诊治提供线索。询问内容包括以下方面。

1. 昏迷的发病方式　必须了解起病的缓急、昏迷的持续时间和发病过程。昏迷发生急骤并持久者，多为脑血管意外，急性药物中毒、急性一氧化碳中毒等；昏迷发展比较缓慢者，常为某些慢性疾病如尿毒症、肝性脑病、肺性脑病、颅内占位性病变等。

2. 伴随症状　昏迷伴有脑膜刺激征，常见于脑膜炎、蛛网膜下隙出血等；反复头痛呕吐伴有偏瘫，常见于脑出血、脑外伤、颅内血肿等；伴有抽搐，常见于高血压脑病、子痫等。

3. 发病年龄与季节　年幼者春季发病多见于流行性脑膜炎，夏、秋季多见于乙脑、中毒性菌痢；青壮年以脑血管畸形、癫痫多见；有高血压史的中老年患者，应想到脑出血的可能。

4. 既往健康状况及用药史 重点了解患者有无癫痫、糖尿病、高血压以及类似的昏迷史等；有无心、脑、肝、肾等重要脏器的慢性病史；平时应用安眠镇静药或精神药物的习惯和剂量；糖尿病患者注射胰岛素的剂量和时间等。

5. 心理状况 询问患者近期思想情绪、工作情况、家庭和婚恋情况等，了解有无精神刺激因素，排除服用安眠药中毒的可能。

（二）判断意识障碍程度

意识是大脑功能活动的综合表现，意识障碍是指个体对内外环境刺激缺乏正常反应的一种精神状态，按其程度可分为嗜睡、意识模糊、昏睡和昏迷。

1. 嗜睡 是最轻的意识障碍。患者处于持续的睡眠状态，能被语言或轻度刺激所唤醒，醒后能正确、简单而缓慢地回答问题，但反应迟钝，刺激去除后又很快入睡。

2. 意识模糊 其程度较嗜睡重，表现为思维、语言不连贯，对时间、地点、人物的定向力全部或部分障碍，可有错觉、幻觉、谵妄或精神错乱。

3. 昏睡 患者处于熟睡状态，不易被唤醒，给予强刺激可唤醒，醒后答非所问，停止刺激后又进入熟睡状态。

4. 昏迷 是最严重的意识障碍。按其程度又可分为以下两种。

（1）浅昏迷 意识大部分丧失，无自主运动，对声、光刺激无反应，对疼痛刺激可有痛苦表情及躲避反应。对光反射、角膜反射、吞咽反射、咳嗽反射存在，可有大小便失禁或潴留。

（2）深昏迷 意识完全丧失，对各种刺激均无反应，全身肌肉松弛，四肢瘫软，深浅反射均消失，偶有深反射亢进和病理反射出现，机体仅能维持呼吸、循环，但生命体征不稳定，大小便失禁或潴留。

（三）观察生命体征

1. 体温 体温升高常见于严重感染性疾病，特别是颅内感染。体温下降见于乙醇中毒、巴比妥类药物中毒、休克等。

2. 脉搏 昏迷伴有脉搏变慢，可见于颅内压增高、各种原因引起的缓慢性心律失常等；脉搏增快，可见于感染性发热、休克、心力衰竭等。

3. 呼吸 呼吸异常是重症昏迷的表现之一。呼吸深而快常见于各种原因引起的代谢性酸中毒、糖尿病、尿毒症等；呼吸深而慢、脉搏慢而有力、血压增高，是颅内压增高的表现；呼吸变浅可见于肺功能不全，镇静药物中毒等。

4. 血压 血压急剧上升常见于脑出血、子痫、高血压脑病等，血压急剧下降可见于休克、心肌梗死、巴比妥类药物中毒、糖尿病昏迷、中毒性痢疾等。

5. 瞳孔 观察昏迷患者瞳孔变化，对确定病因、判断脑的损害部位、严重程度和预后都有重要价值，是昏迷的重要观察指标。监测内容包括瞳孔大小、形状、两侧对称性和对光反射等。如双侧瞳孔散大，常见于濒死状态、阿托品类药物中毒、一氧化碳中毒等；双侧瞳孔缩小，可见于脑桥出血、吗啡、巴比妥类药物及有机磷农药中毒等。

6. 眼球位置 往往提示颅内病变的部位，眼球呈水平自发浮动时，表明昏迷程度不深；如大脑病变双眼常凝视病灶侧，中脑病变眼球常固定中间。

另外，皮肤黏膜也常提示病变原因，如口唇樱桃红可考虑一氧化碳中毒、严重酸中毒，皮肤苍白常见于尿毒症等。

（四）神经系统检查

1. 脑膜刺激征 对于每个昏迷患者均应检查有无脑膜刺激征出现。阳性反应常见于蛛网膜下隙出血、各种脑膜炎、脑炎及小脑扁桃体疝。

2. 运动功能 部分浅昏迷患者可出现一些自主运动，如屈伸患肢等，随着昏迷程度的加深而消失。在昏迷患者中，常可见一些不自主运动，如肌痉挛、扑翼样震颤和癫痫。对侧大脑半球病变常出现偏瘫，瘫痪侧有肢体肌张力和腱反射亢进或低下，而深昏时肌肉完全松弛。

3. 反射与病理征 生理反射迟钝或消失是昏迷的表现之一。单侧病理反射阳性，常提示对侧脑组织存在局灶性病变，如果同时出现双侧的病理反射阳性，表明有弥漫性颅内损害或脑干病变。

（五）实验室检查

1. 常规检查 可做血、尿、便常规及血糖、电解质、肝肾功能、血清酶、血气、血氨分析等检查，并可根据临床表现和既往疾病酌情选择特殊检查项目以明确病因。

2. 特殊检查 可根据病情选择心电图、X线摄片、B超、CT脑电图等检查。

（六）治疗要点

昏迷患者的处理原则，主要是维持基本生命体征，避免脏器功能的进一步损害，积极查找和治疗病因。包括：①查找和治疗病因；②维持呼吸道通畅及呼吸功能；③维持循环功能；④降低颅内压，促进和保护脑功能恢复；⑤监测维护其他脏器功能；⑥对症支持。

【护理问题】

1. 意识障碍 与各种原因导致大脑皮质高度抑制有关。

2. 有误吸的危险 与意识障碍、呼吸道分泌物、咳嗽反射减弱有关。

3. 有皮肤完整性受损的危险 与意识障碍、患者长期卧床、皮肤受压、营养不良有关。

4. 有感染的危险 与意识障碍、机体抵抗力低下、呼吸道分泌物排出不畅，留置导尿管有关。

【护理措施】

（一）紧急处理

1. 患者体位 根据病情安置患者于合适体位，如由颅脑疾患引起的昏迷者，应尽量使其头部固定；对烦躁不安者应尽快使患者安静，加护栏保护并适当约束四肢；有休克者取休克体位，尽量避免不必要的搬运，注意保暖，防止受凉等。

2. 改善通气功能

（1）保持呼吸道通畅 立即检查口腔、喉部和气管有无梗阻，并用吸引器吸除口腔分泌物；病情允许的取平卧位，头偏向一侧，防止舌根后坠阻塞呼吸道。

（2）吸氧 鼻导管吸氧，流量以 2L/min 为宜。注意观察患者呼吸幅度，有无口唇、指甲发绀等缺氧现象，必要时可采用气管插管，用呼吸机维持通气功能。

3. 维持循环功能 立即开通静脉，保证液体入量和给药途径的通畅。如血压下降，及时给多巴胺和间羟胺类药物，使平均动脉压维持在 80mmHg 或以上。

4. 应用脱水剂 昏迷患者多伴有脑水肿，脱水疗法很重要。目前常用的是 20% 甘露醇 125～250ml 静脉快速滴注，每日 2～3 次。合并有心功能不全的患者，也可用呋塞米。脱水治疗期间应注意补充血容量，防止肾衰竭。

（二）密切观察病情变化

昏迷初期，可使用监护仪随时监测，或每 15～30min 监测意识、瞳孔、血压、脉搏、呼吸、体温的变化。病情稳定后改为每 4h 观察 1 次。

（三）治疗配合

1. 控制病因 迅速去除病因是控制昏迷阻止病情恶化十分重要的。对一些原因不明的患者，不要只是一味地寻找病因，要先抢救患者生命，边治疗边寻找病因。

2. 对症支持 ①预防和治疗脑水肿。②可应用能量合剂，促进脑功能恢复。如辅酶 A、三磷酸腺苷、脑活素等。③予以冬眠疗法，保持有效的低温 。④控制抽搐，可选用地西泮 10～20mg 静注，抽搐停止后再静滴苯妥英钠 0.5～1g，可在 4～6h 内重复应用。⑤根据病情选用合适的抗生素预防继发性感染；有高热者应做好物理降温，控制高热。⑥根据病情补充适量钾、钠等电解质，定期测量血电解质含量，防止水、电解质及酸碱失衡。

（四）做好基础护理，预防并发症。

昏迷的患者完全丧失自理功能，必须认真做好五官、呼吸道、皮肤、排泄、营养、安全等基础护理，减少并发症。

第二节 超高热危象患者的救护

案例

患者，男性，30岁。因"咳嗽、咳痰一天烦躁不安2h"入院。有受凉史。查体：体温41.1℃，脉搏140次/分，呼吸33次/分，血压165/108mmHg。急性病容，烦躁明显，无颈强直，双肺有中小水泡音，心音有力，肠鸣音降低，双侧巴宾斯基征阳性。患者目前是什么状态？ 需要监测哪些可能出现的问题？如何护理。

发热是多种疾病的常见症状。若体温超过41℃为超高热。持续高热可引起脑细胞不可逆性损害。超高热危象系指高热使脑、心、肾等重要器官受到严重损害同时伴有抽搐、昏迷、休克、出血等，是临床常见的危急重症之一，若不及时抢救常于数小时内死亡。

【病因与发病机制】

（一）病因

1. 感染 以细菌和病毒感染较常见。①细菌感染：由细菌引起的全身性感染如败血症、脑膜炎、细菌性痢疾以及局部感染如扁桃体炎等。②病毒感染：如流行性感冒、脊髓灰质炎、乙脑等。③螺旋体感染：可见于钩端螺旋体病、回归热等。④其他如霉菌感染、恶性疟疾等。

2. 非感染性因素

（1）体温调节中枢功能受损 ①物理性损伤，如中暑；②化学性损伤，如重度安眠药中毒；③机械性损伤，如脑出血、脑震荡、颅骨骨折等。上述原因可直接损害体温调节中枢，致使其功能失常而引起发热。

（2）无菌性坏死物质的吸收 ①机械性：物理或化学性损害，如大手术后组织损伤、内出血、大血肿、大面积烧伤等；②因血管栓塞或血栓形成而引起的心肌、肺、脾等内脏梗死或肢体坏死；③组织坏死与细胞破坏，如癌、白血病、淋巴瘤、溶血反应等。

（3）变态反应性发热 是抗原－抗体复合物激活白细胞释放内生致热原而引起的发热，如药物热，静脉输液中含有致热原、误输异型血等所致的高热。

（4）其他 如内分泌疾病，皮肤散热减少等引起的发热。

（二）发病机制

发热发病学的基本机制包括三个基本环节，第一是信息传递，激活物作用于产致热原细胞，产生和释放内生性致热原，后者作为"信使"，经血流将其传递到下丘脑体温调节中枢；第二环节是中枢环节，即内生性致热原以某种方式改变下丘脑温敏神经元的化学环境，使体温调节中枢的调定点上移。于是，正常血液温度变为冷刺激，体温中枢发出冲动，引起调温效应器的反应；第三环节是效应部分，一方面通过运动神经引起骨骼肌紧张度增高或寒战，使产热增加，另一方面经交感神经系统引起皮肤血管收缩，使散热减少，于是产热大于散热，体温升至与调定点相适应的水平。

【护理评估】

（一）发热的特点

1. 发热前寒战　发热前有寒战者多为感染性疾病，如急性胆囊炎、大叶性肺炎、化脓性疾患等，某些传染病如伤寒、副伤寒、结核、立克次体、病毒感染等发热前无可寒战。

2. 季节　某些高热性疾病有较强的季节性，如胃肠道感染、乙型脑炎、疟疾夏季多见，而呼吸道感染，流行性脑脊髓膜炎在冬春季发病率更高。

3. 热型　不同病因常可呈现不同热型。

（二）发热伴随症状

详细观察分析发热的伴随症状，对分析发热原因及严重度均有重要价值。主要包括：有无淋巴结肿大、结膜充血、关节肿痛、出血、皮疹（疱疹、玫瑰疹、丘疹、荨麻疹等），有无肝脾肿大，神经系统症状、腹痛等。

（三）超高热危象早期表现。

凡遇高热患者出现寒战、脉搏快、呼吸急促、烦躁、抽搐、休克、昏迷等，应警惕超高热危象的发生。

（四）辅助检查

因发热的病因很多，应结合病史及查体有针对性进行，如血、尿、粪、脑脊液常规，病原体显微镜检查，细菌学检查，血清学检查、血沉、类风湿因子、自身抗体的检查，活检，X线检查，B超、CT检查等。

（五）治疗要点

原则是一旦出现超高热，应以最快的速度降低中心体温及代谢率，以打断超高热的恶性循环，同时防止各种并发症。方法在体内外降温和药物降温同时，纠正水电解质紊乱，镇静解痉，治疗原发病，监测并保护各器官功能。

【护理问题】

1. 体温过高　与感染细胞代谢旺盛、休温调解中枢功能障碍、环境改变、脱水、出汗能力降低有关。

2. 焦虑　与体温过高有关。

3. 潜在并发症（抽搐、痉挛、休克）　与高热有关。

【护理措施】

（一）一般处理

1. 卧床休息 确保病室环境安静舒适。可安置在有空调的病室内，无空调设备时，可采用室内放置冰块、电扇通风等方法达到降低室温的目的。

2. 保持呼吸道通畅 予足量氧气吸入。

3. 严密观察病情

（1）监测体温、脉搏、呼吸、血压、神志变化以了解病情及观察治疗反应。在物理降温或药物降温过程中，应持续测温

考点提示

超高热患者的护理措施。

直通护考

在对高热患者的护理中，下列护理措施哪项不妥

A. 卧床休息

B. 每4h测体温1次

C. 鼓励多饮水

D. 冰袋放在头顶、足底处

E. 每日口腔护理2～3次

参考答案：D

或每5min测体温1次，昏迷者应测肛温。体温的突然下降伴有大量出汗，可导致虚脱或休克，此种情况在老年、体弱患者尤应注意。

（2）观察与高热同时存在的其他症状 如是否伴有寒战、大汗、咳嗽、呕吐、腹泻、出疹或出血等，以协助医生明确诊断。

（3）观察末梢循环情况 高热而四肢末梢厥冷、发绀者，往往提示病情更为严重。经治疗后体温下降和四肢末梢转暖、发绀减轻或消失，则提示治疗有效。

（二）治疗配合

1. 降温 迅速而有效地将体温降至38.5℃左右是治疗高热危象的关键。

（1）物理降温 适用于高热而循环良好的患者。方法如下。①在头、颈、腋窝、腹股沟等大血管走行处放置冰袋。②用加入少量乙醇（5%～10%）的冰水或冷水擦拭全身皮肤，至皮肤发红。③患者取半坐卧，浸于含有碎冰块，水温在15℃～16℃的冷水中，水面不超过患者的乳头平面。并随时控制水温，使之保持恒定；每10～15min应将患者抬离水面，测肛温1次。④用4℃～10℃的5%葡萄糖盐水1000ml静脉快速滴注或经股动脉向心性注入，或者灌肠。

（2）药物降温 可防止肌肉震颤，减少机体分解代谢，从而减少机体产热，扩张周围血管，以利散热。但药物降温应谨慎使用，只有物理降温后体温再次上升或物理降温效果不理想时，或不适宜用物理降温者，才考虑在物理降温的同时使用药物降温。降温过程中须严密观察，视体温变化调整药物剂量。

2. 高热惊厥的处理 将患者置于高热惊厥保护床内，防止坠床和碰伤。为防舌咬伤，床边应备开口器与夹舌钳。及时清除鼻咽分泌物，保持呼吸道通畅。酌情给予镇静剂如地西泮、苯巴比妥口服或肌内注射。

3. 脑水肿的处理 高热引起脑水肿时可用20%甘露醇200ml，加地塞米松5～

10mg，快速静脉滴注。

4. 支持治疗 注意补充营养和水分，保持水、电解质平衡，保护脑、心、肾功能及防治并发症。

5. 病因治疗 诊断明确者应针对病因采取有效措施。

第三节 急腹症患者的救护

急腹症是以急性腹痛为突出表现，并急需紧急处理的腹部疾患的总称，大多由腹腔脏器的炎症、穿孔、梗阻、出血及绞窄所引起。其特点是发病急骤，发展快速，变化快，病情严重，危急而复杂。急腹症包括外、内、儿、妇等科的多种疾病，以外科疾病最为急重，一旦延误病情，抢救不及时，就可能带来严重危害和生命危险。

【病因与发病机制】

（一）病因

1. 腹腔脏器病变 为急性腹痛的主要原因。①急性炎症：如急性急性胃肠炎、急性胰腺炎、阑尾炎、胆囊炎以及急性盆腔炎等。②阻塞或扭转：常见的有急性肠梗阻（包括肠套叠、肠扭转）、腹外疝、胆囊、胆道结石、胆道蛔虫症、尿路结石梗阻、卵巢囊肿蒂扭转等。③胃肠道急性穿孔：消化性溃疡急性穿孔、胃肠道癌或肠炎症性疾病急性穿孔、外伤性胃肠穿孔等。④破裂出血：如外伤致脏器破裂、肝癌等破裂；导位妊娠、黄体破裂等。⑤血管病变：见于腹主动脉瘤、肾梗死、肠系膜动脉急性栓塞或血栓形成，肠系膜静脉血栓形成，急性门静脉或肝静脉血栓形成等。⑥腹壁疾病：如腹壁皮肤带状疱疹。⑦腹腔其他疾病：如急性胃扩张和痛经等。

2. 腹腔外脏器或全身性疾病 ①胸部疾病：如急性心肌梗死、急性心包炎、肋间神经痛等。②代谢及中毒疾病：如铅中毒、尿毒症、糖尿病酮症酸中毒等。③变态反应性疾病：如腹型过敏性紫癜等。④神经源性疾病：如脊柱结核、带状疱疹、神经功能性腹痛等。

（二）发病机制

腹痛是机体对腹部或其他部位不同刺激的一种自身感觉，是机体受侵袭的警告信号之一。根据起源和性质可分为内脏性疼痛，壁层腹膜痛和牵涉痛。

1. 内脏痛 指内脏炎症、缺血、空腔脏器强烈收缩、痉挛和实质脏器突然膨胀等刺激由内脏传入纤维（自主神经）传至中枢神经系统并产生内脏疼痛感觉。

2. 壁层腹膜痛 由于壁层腹膜上分布的躯体感觉神经受炎症、机械、化学刺激，导致剧烈腹痛，当刺激强烈时可引起腹膜刺激征。

3. 牵涉痛 器官的疼痛引起远离该部且和该脏器有同一传入神经部位的疼痛叫牵涉痛。如急性胆囊炎向右肩和背部放射；肾输尿管绞痛，向腰部和会阴部；盆腔疾病向腰骶部牵涉；心肌梗死引起左上臂和前臂内侧痛或上腹痛；膈肌受炎症刺激可致肩痛，右下胸膜炎可引起右上腹痛等。

【护理评估】

评估急性腹痛，应先细致地询问病史、体格检查和选择必要的辅助检查，然后进行综合分析，以确定病变的部位、性质和病因。

（一）一般情况

1. 年龄 幼年时期以先天性畸形、肠寄生虫、肠套叠及嵌顿疝为多见。青壮年以急性胃穿孔、阑尾炎等多见。中老年以胆囊炎、肿瘤、胆石症等发病率高。

2. 性别 男性多见如急性胃穿孔、尿路结石，女性多见胆囊炎、胰腺炎等。

3. 既往史 了解既往有无溃疡病、阑尾炎等病史，有无腹部外伤及手术史，有无心肺等胸部疾病和糖尿病、高血压史等。女性应了解月经史。

（二）详细重点询问腹痛病史

1. 询问腹痛的起因 急性腹痛常有一定诱因，与饮食有关，如胆囊炎、胆管炎常与进食油腻食物有关；急性胰腺炎常与脂肪餐或饮酒有关；溃疡病穿孔在饱餐后多见。剧烈活动或突然改变体位后突发腹痛可能为肠扭转。腹部外伤后发生的腹痛应考虑内出血或胃肠道破裂。

2. 发病情况 腹痛发生时轻，以后逐渐加重并范围扩大，多为炎症性疾病。突然剧烈腹痛，迅速加重，多见于空腔脏器穿孔或急性梗阻、扭转以及实质脏器破裂等。

3. 性质 腹痛性质不同往往表示病变性质不同，大致分为3种。①持续性钝痛、胀痛或隐痛，一般是炎症性或出血性病变，如阑尾炎、胰腺炎、脾破裂出血等。②阵发性绞痛，多为管腔阻塞或括约肌痉挛收缩所致，有时根据绞痛的频率与疼痛程度可以判断出梗阻的性质与程度，如胆道蛔虫症的绞痛发作频繁且有特殊的钻顶感，而胆石症发作时绞痛的程度较轻；肠道不全梗阻时阵痛较轻，完全梗阻时绞痛比较剧烈。③持续性腹痛伴阵发性加重，常表示炎症与梗阻并存，如肠梗阻伴绞窄、胆道结石伴感染。值得注意的是不同的腹痛可以出现在同一疾病的不同阶段，并可互相转化。

4. 部位 对判断病变部位有重要意义，一般来说，最早出现腹痛的部位或腹痛最显著的部位往往就是病变所在位置。①突发剧烈腹痛从一处开始，迅速扩散至全腹者，常为空腔脏器穿孔，腹痛程度较轻的常为实质脏器破裂。始于上中腹部者，一般是胃、十二指肠溃疡穿孔；而始于中下腹部者应疑为肠穿孔。外伤性内出血患者最初疼痛在左季肋部者首先考虑脾破裂；疼痛在右上腹部者可能是肝破裂；转移性右下腹痛者应首先考虑阑尾炎。②一般腹痛的部位多与腹腔内脏器所在的部位一致，如胃、十二指肠病变腹痛常位于中上腹；小肠病变腹痛多位于脐周；肝胆病变腹痛常位于右上腹；胰腺病变腹痛位于中上腹或中上腹偏左；泌尿系统病变腹痛位于病侧的侧腹部或后腰部；妇产科病变腹痛位于下腹部；腹壁病变腹痛常局限于患病处；弥漫性腹膜炎常为全腹部疼痛。

5. 程度 腹痛程度可反映腹内病变的轻重，但疼痛的个体敏感性和耐受程度差异较大，影响其评价。刀割样剧痛可能为化学刺激引起，如空腔脏器急性穿孔梗阻性疾病为剧烈疼痛，如肠扭转、卵巢囊肿蒂扭转、肾绞痛等；脏器破裂出血性疾病引起的腹痛略次之，如宫外孕、脾破裂、肝破裂等；炎症性疾病引起的腹痛较轻，如阑尾炎、肠系膜淋巴结炎等。

6. 放射痛 腹痛伴有特殊部位的放射痛对疾病很有诊断价值，如右肩部放射痛者常为胆囊炎；腰背部或左肩放射痛者可能为胰腺炎；而放射到腹股沟的阵发绞痛常为输尿管结石。需注意腹腔外脏器病变有时也可产生放射性腹痛，如胸主动脉夹层、心肌梗死时产生的上腹部疼痛等。

7. 伴随症状 对诊断有参考价值。

（1）消化道症状 ①恶心、呕吐：常发生于腹痛后，可由严重腹痛引起。急性胆囊炎、溃疡病穿孔均可伴有恶心、呕吐。急性胃肠炎、胰腺炎发病早期呕吐频繁，高位肠梗阻呕吐出现早而频繁，低位肠梗阻或结肠梗阻呕吐出现晚或不出现；呕吐物的性质及量与梗阻部位有关，如呕吐宿食不含胆汁则为幽门梗阻，呕吐粪水样物常为低位肠梗阻。②排便情况：腹痛伴有呕吐，肛门停止排气、排便多见于肠梗阻；腹痛伴有腹泻，多见于急性肠炎、痢疾、炎症性肠病、肠结核等；伴有果酱样便是肠套叠的特征；伴有黑粪症，多见于溃疡病、胆道疾病、胃肠道肿瘤等。

（2）其他伴随症状 ①休克：腹痛同时伴有贫血者可能是腹腔脏器破裂（如肝、脾或异位妊娠破裂）；不伴贫血者见于急性胆管炎、胃肠穿孔、绞窄性肠梗阻、肠扭转、急性胰腺炎等。②黄疸：多见于急性胆管炎、胆总管结石、壶腹部癌或胰头癌。③发热：外科疾病一般是先有腹痛后发热；而内科疾病多先有发热后有腹痛。如伴发热、寒战者，多见于胆道感染、肝脓肿等。④血尿、排尿困难：多见于泌尿系结石、膀胱炎等。⑤盆腔炎症或积液、积血时可有排便次数增多、里急后重感。

（三）体格检查

1. 全身情况快速评估 急诊护士接诊后应先评估患者的总体情况，初步判断病情的轻、重、缓、急，以决定是否需要作急救处理，如输液、备血输血、给氧、解痉、镇痛等，然后再做进一步检查。对危重患者，应重点问诊和做最必要的体检（包括神志、回答问题能力、表情、血压、脉搏、体位、疼痛程度等），之后迅速进行急救处理，待情况允许再做详细检查。表情痛苦、面色苍白，脉搏细速、呼吸急促、大汗淋漓、仰卧不动或蜷曲侧卧、明显脱水等提示病情较重。如脉搏细速伴低血压，提示低血容量。

2. 评估腹部的情况 腹部体检时应嘱患者取仰卧位，双腿屈曲充分暴露全腹，然后对腹部进行视、触、叩、听四个方面的检查。

（1）视诊 全腹膨胀是肠梗阻、腹膜炎晚期表现。不对称性腹胀可见于肠扭转、闭袢性肠梗阻。急性腹膜炎时腹式呼吸运动减弱或消失。注意有无胃肠蠕动波及胃肠型，腹股沟区有无肿块等。

（2）触诊　最重要的腹部检查，着重检查腹膜刺激征，腹部肌紧张、压痛与反跳痛的部位、范围和程度。压痛最明显之处往往就是病变所在，是腹膜炎的客观体征。炎症早期或腹腔内出血表现为轻度腹肌紧张，较重的感染性病变如化脓性阑尾炎、肠穿孔表现为明显肌紧张。胃、十二指肠、胆道穿孔时，腹壁可呈"板状腹"，但随着时间延长，腹腔内渗液增加而使腹膜刺激征反而减轻。注意年老体弱、肥胖、小儿或休克患者，腹膜刺激征常较实际为轻。

（3）叩诊　先从无痛区开始，叩痛最明显处常是病变部位。肝浊音界消失提示胃肠道穿孔致膈下游离气体。移动性浊音表示腹腔积液或积血。

（4）听诊　判断胃肠蠕动功能，一般选择脐周听诊。肠鸣音活跃、音调高、有气过水音提示机械性肠梗阻。肠鸣音消失或减弱多见于急性腹膜炎、血运性肠梗阻和肠麻痹。上腹部振水音可能提示幽门梗阻或胃扩张。

3. 直肠指检　盆位阑尾炎可有右侧直肠壁触痛，盆腔脓肿或积血可使直肠膀胱凹窝呈饱满感、触痛。

（四）辅助检查

1. 实验室检查　①血常规：白细胞总数和中性粒细胞计数增多提示感染性疾病；血红蛋白及红细胞进行性减少提示有活动性出血可能。②尿常规：尿中大量红细胞提示肾绞痛、泌尿系统肿瘤和损伤，白细胞增多表示感染。糖尿病酮症酸中毒可见尿糖、尿酮体阳性。③大便常规：糊状或水样便，含少量红、白细胞可能为细菌性食物中毒引起的急性肠炎；黏液脓血提示痢疾可能；血便提示有消化道出血；大便隐血阳性提示消化道肿瘤。④血生化：血、尿或腹水淀粉酶增高常是急性胰腺炎；血肌酐、尿素氮升高提示肾功能不全；人绒毛膜促性腺激素有助于异位妊娠诊断。⑤腹水常规或腹水涂片细菌学检查：腹水含胃肠道内容物、胆汁提示胃肠道穿孔，混浊血性液可能是坏死性胰腺炎，脓性腹水或腹水涂片见脓细胞常是化脓性腹膜炎。腹水涂片镜检：革兰阴性杆菌常提示继发性腹膜炎，而革兰阳性菌常提示原发性腹膜炎。

2. X 线检查　胸部 X 线检查可观察有无胸膜炎及肺炎。腹部 X 线检查可见膈下游离气体提示急性胃肠穿孔，多个肠管液气平或较大液气平是肠梗阻的证据，腹膜后积气常是十二指肠或升结肠、降结肠后壁穿孔引起的，异常的钙化影提示尿路结石、胆结石、胰管结石等。

3. 心电图检查　心电图示 ST 段改变、异常 Q 波和心律失常等提示心肌梗死等。

4. 内镜检查　包括胃镜、十二指肠镜、小肠镜和结肠镜等，可明确有无胃肠道病变和壶腹部占位病变，通过 ERCP 判断胆道和胰腺等疾病。在明确消化道出血的病因同时可行内镜下止血或病灶切除。

5. 超声检查 对肝、胆、胰、脾、肾、阑尾、子宫及附件、膀胱等形态和大小、占位病变、结石、异位妊娠、腹腔积液、腹腔内淋巴结及血管等病变等均有较高的诊断价值，是首选检查方法。在超声指引下进行脓肿、腹腔积液及积血等穿刺抽液。

6. CT 检查 对病变定位定性有很大价值。其优点是不受肠管内气体的干扰。CT 是评估急腹症的又一个安全、无创而快速有效的方法，特别是对判断肝胆胰等实质性脏器病变、十二指肠和主动脉病变方面较超声检查更具优势。PET - CT 检查对肿瘤的诊断更加敏感。

7. 诊断性腹腔穿刺或灌洗 腹腔穿刺有助于判断急腹症的病因。如抽出为不凝血，说明有内出血。如抽出腹腔积液，可根据其颜色、混浊度、气味、涂片革兰染色镜检等帮助鉴别。当疑有盆腔积脓、积血时，女性患者可作阴道后穹隆穿刺检查。

（五）心理 - 社会状态

急腹症由于起病急、病情重、发展迅速，病情多变，患者产生强烈的恐惧感。

（六）治疗原则

急腹症病因复杂，病情多样、变化快，应根据情况选用适当方法。炎症性腹痛，根据病变程度、部位等选择手术或非手术疗法。脏器穿孔性腹痛应在抗休克、抗感染的同时尽早手术修补或切除。梗阻性腹痛根据梗阻程度、时间及身体状况给予胃肠减压、灌肠、手术等处理。出血性疾病应在搞休克的同时尽早手术修补止血。损伤性腹痛在抢救生命的同时分辩清实际损伤器官选用手术或其他疗法。

【护理问题】

1. 恐惧 与突然发病、剧烈疼痛、紧急手术、担心预后等有关。

2. 急性疼痛 与腹膜炎、穿孔、出血、梗阻或绞窄等有关。

3. 体温过高 与腹部器官炎症或继发腹腔感染等有关。

4. 体液不足 与限制摄入和丢失过多等有关。

5. 潜在并发症 休克、腹腔脓肿。

【护理措施】

（一）急救护理

应首先处理能威胁生命的情况，如腹痛伴有休克应及时配合抢救，迅速建立静脉通路，及时补液纠正休克。如有呕吐头应偏向一侧，以防误吸。对于病因明确者，遵医嘱积极做好术前准备。对于病因未明者，遵医嘱暂时实施非手术治疗措施。

（二）控制饮食及胃肠减压

对于病情较轻且无禁忌证者，可给予少量流质或半流质饮食。病因未明或病情严重者，必须禁食、禁水。疑有空腔脏器穿孔、破裂，腹胀明显或肠梗阻患者须行胃肠减压，应注意保持引流通畅，观察与记录引流液的量、色和性状，及时更换减压器。

对于病情严重，预计较长时间不能进食者，按医嘱应尽早给予肠外营养。

（三）补液护理

按医嘱给予输液，补充电解质和能量合剂，纠正体液失衡，并根据病情变化随时调整补液方案和速度。

（四）遵医嘱给予抗生素控制感染

急腹症多为腹腔内炎症和脏器穿孔引起，多有感染，是抗生素治疗的确定指征。宜采用广谱抗生素，并联合用药。待细菌培养，明确病原菌及药敏后，尽早采用针对性用药。

（五）严密观察病情变化

观察期间要注意病情演变，综合分析，特别是对病因未明的急性腹痛患者，严密观察是极为重要的护理措施。观察内容包括：①意识状态及生命体征；②腹痛部位、性质、程度、持续时间及伴随症状（呕吐、腹胀、排便、发热、黄疸等）与体征的变化；③全身情况及重要脏器功能；④动态辅助检查结果；⑤治疗效果等。

（六）对症处理

如腹痛病因明确者，遵医嘱及时给予解痉镇痛药物。但使用止痛药物后应严密观察腹痛等病情变化，病因未明时禁用镇痛剂。高热者可给予物理降温或药物降温。

（七）卧床休息

尽可能为患者提供舒适体位。一般状况良好或病情允许时宜取半卧位或斜坡卧位。注意经常更换体位，预防压疮等并发症。

（八）稳定患者情绪，做好心理护理

急性腹痛往往给患者造成较大的恐惧。因此，应注意对患者及家属做好解释安慰工作，对患者的主诉采取同情性倾听，减轻焦虑，降低患者的不适感。

（九）术前准备

对危重患者应在不影响诊疗前提下尽早做好必要的术前准备，一旦治疗过程中出现手术指征，立刻完善术前准备，送入手术室。

不能确诊的急腹症患者，要遵循"五禁四抗"原则。"五禁"即禁饮禁食、禁热敷、禁灌肠、禁用镇痛药、禁止活动。"四抗"即抗休克、抗感染、抗体液失衡、抗腹胀。

练习题

1. 节律改变的呼吸是
    A. 潮式呼吸   B. 呼吸缓慢   C. 蝉鸣样呼吸
    D. 深度呼吸   E. 鼾音呼吸

2. 呼吸增快见于
    A. 高热   B. 颅内疾病   C. 安眠药中毒
    D. 呼吸中枢衰竭   E. 老年人

3. 在对高热患者的护理中，下列哪项不妥
    A. 卧床休息   B. 每4h测体温一次
    C. 鼓励患者多饮水   D. 冰袋放在头部、足底
    E. 每日护理口腔2次

4. 患者，男性，50岁，患肺炎。入院时体温41.4℃，为观察体温变化，常规测量体温的时间为
    A. 每1h   B. 每0.5h   C. 每15min
    D. 每10min   E. 每5min或连续

5. 测量脉搏的首选部位是
    A. 颞动脉   B. 桡动脉   C. 肱动脉   D. 足背动脉   E. 颈动脉

6. 某急性脑出血患者，头痛、恶心、喷射状呕吐、呼吸快而不规则、血压明显增高、意识障碍。下列哪项护理不适用于这个患者
    A. 绝对安静卧床4周以上   B. 每2h翻身一次，预防压疮
    C. 及时清除口腔分泌物和呕吐物   D. 头部略升高稍向后仰
    E. 若48h后病情稳定，可进食食物

7. 某脑出血患者，处于熟睡状态，压迫眶上神经可勉强使其转醒，醒时对答模糊，答非所问，很快又再入睡，该病例的意识状态为
    A. 嗜睡   B. 意识模糊   C. 昏睡   D. 浅昏迷   E. 深昏迷

8. 浅昏迷和深昏迷的主要区别为
    A. 有无自主运动   B. 角膜反射及防御反射是否存在
    C. 对声、光刺激的反应   D. 有无大、小便失禁
    E. 能否被唤醒

9. 某患者，22岁，不能唤醒，呼吸不规则。血压70/40mmHg（9.3/5.3kPa），大小便失禁，两侧瞳孔扩大，角膜反射消失，对针刺无反应，其意识状态是

A. 嗜睡　　B. 意识模糊　　C. 昏睡　　D. 浅昏迷　　E. 深昏迷

10. 对急腹症患者最应重视的护理问题是

    A. 体温过高　　　　　　B. 营养失调　　　　　　C. 潜在并发症休克

    D. 潜在的口腔黏膜损伤　　E. 焦虑

11. 腹壁明显紧张，甚至硬如木板可见于

    A. 急性胃穿孔　　　　B. 结核性腹膜炎　　　　C. 慢性肝炎

    D. 腹腔肿瘤　　　　　E. 脾肿大

12. 急腹症的手术探查指征不包括

    A. 怀疑消化道穿孔　　　　　　B. 怀疑腹腔内进行性出血

    C. 怀疑肠坏死　　　　　　　　D. 腹膜刺激症明显，积极治疗无好转

    E. 腹痛反复发作4h以上

13. 急腹症观察时最主要的腹部体征是

    A. 肠鸣音变化　　　　B. 腹膜刺激症的产生　　　　C. 腹式呼吸运动的大小

    D. 臂静脉的曲张　　　E. 腹腔移动性浊音

14. 急腹症诊断不明时应慎用

    A. 阿托品　　B. 安眠药　　C. 去痛片　　D. 吗啡　　E. 镇静药

15. 急腹症在未明确诊断时，应对没有休克的患者

    A. 禁食　　　　　　　　　B. 给镇痛药

    C. 按需要实施胃肠减压　　D. 便秘者实施低压灌肠

    E. 取半卧位

16. 外科急腹症的特点是

    A. 有停经和阴道流血史　　　B. 以呕吐及心悸为主要症状

    C. 腹痛在前，发热呕吐在后　　D. 卧床休息后腹痛好转

    E. 腹部压痛不明显

17. 外科急腹症的护理问题不包括

    A. 焦虑或恐惧　　　　　B. 腹泻　　　　　　C. 体液不足

    D. 电解质紊乱　　　　　E. 感染的危险

18. 下列不是外科急腹症发生穿孔性病变时的主要特征的是

    A. 迅速出现腹膜刺激症　　　B. 刀割样剧痛　　　　C. 出现气腹症

    D. 移动性浊音　　　　　　　E. 肠鸣音亢进

19. 外科急腹症不包括

    A. 炎症性病变　　　　B. 穿孔性病变　　　　C. 水肿性病变

    D. 出血性病变　　　　E. 梗阻性病变

20. 下列哪种脏器损伤临床表现以腹膜炎为主

    A. 肝　　B. 脾　　C. 胰　　D. 肠　　E. 肾

21. 腹膜炎手术后取半卧位的目的不包括

    A. 减少切口张力   B. 有利于引流脓肿局限盆腔

    C. 防止膈下感染   D. 有利于恢复肠蠕动

    E. 便于诊断和治疗

22. 患者，男性，52岁。患消化性溃疡10余年，饮酒30min后出现剧烈上腹疼痛。诊断为急性胃穿孔，首要护理措施为

    A. 立即应用镇痛剂   B. 立即输血   C. 禁食和胃肠减压

    D. 安慰并陪伴患者   E. 立即补液

23. Murphy征阳性多见于

    A. 急性胆囊炎   B. 急性胰腺炎   C. 胃十二指肠溃疡穿孔

    D. 胆总管结石   E. 胆道蛔虫病

24. 腹膜炎发生休克的主要原因是

    A. 剧烈疼痛   B. 腹膜吸收大量毒素血容量减少

    C. 肠内积液刺激   D. 大量呕吐致液体丢失

    E. 腹胀引起呼吸困难

25. 绞窄性肠梗阻的表现不包括

    A. 持续剧烈腹痛   B. 早期出现休克   C. 腹膜刺激症

    D. 肠鸣音活跃   E. 腹腔穿刺抽出血性液

26. 患者，男性，25岁，1天前右下腹转移性腹痛麦氏点有固定性压痛，现腹痛突然加剧，范围扩大，腹部有肌紧张。应考虑是

    A. 单纯性阑尾炎   B. 化脓性阑尾炎   C. 坏疽性阑尾炎

    D. 阑尾周围脓肿   E. 阑尾穿孔腹膜炎

27. 对胆石症患者进行非手术治疗期间，发现绞痛频繁发作，逐渐加重，黄疸更显著，血压下降，脉搏细速，腹肌紧张。此时护士应该

    A. 进一步观察其病情变化   B. 解痉止痛

    C. 给予抗生素预防感染   D. 及时报告医生做好术前准备

    E. 纠正水，电解质、酸碱平衡紊乱

28. 急性胰腺炎患者禁食、胃肠减压的主要目的是

    A. 防止感染扩散   B. 减少胃酸分泌   C. 减少胰液分泌

    D. 避免胃扩张   E. 减轻疼痛

（叶茂　王彩霞）

要点导航

◎ **学习要点**

1. 掌握气管内插管术、气管切开术、动静脉穿刺置管术、外伤止血、包扎、固定、搬运及抗休克裤的操作方法及护理。

2. 熟悉气管内插管术、气管切开术、动静脉穿刺置管术、抗休克裤的适应证和禁忌证。

3. 了解抗休克裤的结构及止血的原理。

◎ **技能要点**

学会常用急救护理技术，能根据患者的表现，依据监测指标评价各种技术运用效果，进行健康教育。

第一节　气管内插管术

气管内插管术是将特制的气管内导管经声门置入气管的技术。可为气道通畅、通气供氧、呼吸道吸引和防止误吸等提供最佳条件。是建立人工通气道的可靠途径，在危重患者呼吸循环的抢救与治疗中有极其重要作用。

【适应证】

（1）呼吸功能不全或呼吸困难综合征，需行人工加压给氧和辅助呼吸者。

（2）呼吸、心跳骤停行心肺脑复苏者。

（3）呼吸道分泌物不能自行咳出，需行气管内吸引者。

（4）各种全麻或静脉复合麻醉者。

（5）颌面部、颈部等部位大手术，呼吸道难以保持通畅者。

【禁忌证】

（1）急性喉炎、喉头水肿、插管创伤引起严重出血等。

127

（2）下呼吸道分泌物潴留所致呼吸困难，难以从插管内清除者。

（3）主动脉瘤压迫气管者。

（4）咽喉部烧灼伤、肿瘤或异物存在者。

（5）颈椎骨折脱位者。

【操作步骤】

气管内插管可根据插管途径分为经口腔和鼻腔插管；根据插管时是否用喉镜暴露声门分为明视和盲视插管。本节主要介绍临床应用最广泛的经口明视插管术。

仰卧，头向后仰，使口、咽、气管在一条直线上。操作者站在患者的头侧，用右手拇指、示指使口张开。操作者左手拿喉镜顺左侧口角，舌面插入。镜片抵达咽部后使镜柄转至正中位，扩大镜片下视野，可见到鄂垂，然后顺舌背将喉镜片稍深入至舌根，向上提起喉镜，即会看到会厌。继续深入使喉镜片前端到达会厌的腹面，并向上提起喉镜即可暴露声门（图9-1）。透过声门可以看到暗黑色的气管，在声门下方是食管的黏膜，呈鲜红色并关闭。暴露声门后右手持气管导管，将其前端对准声门，在患者吸气末，迅速地将导管插入。插入1cm左右拔除导管心，将导管继续旋转深入气管，成人约4cm，儿童约2cm。

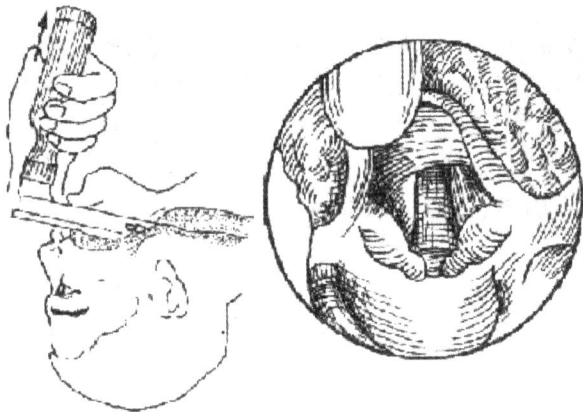

图9-1 经口明视插管

【护理措施】

（1）对呼吸困难或呼吸停止者，插管前应先行人工呼吸、吸氧等，以免因插管而加重患者缺氧。插管时，喉应暴露好、视野清楚。操作要轻柔、准确，以防损伤组织。

（2）导管插入气管深度为鼻尖至耳垂加4~5cm（小儿2~3cm），太浅易脱出。

（3）妥善固定气管插管。

（4）导管插入气管后，应检查两肺呼吸音是否对称，防止误入一侧支气管导致对侧肺不张。

（5）有效吸痰、气道湿化、气管内滴药、心理护理。

（6）插管后随时检查导管是否通畅。吸痰时尽量注意无菌操作，并且每次吸痰时间不应大于 15s。必要时，先予吸氧片刻后再吸引，以免加重缺氧。插管留置时间不宜过长，超过 72h 病情仍不见改善者，应考虑行气管切开术。

（7）每 4～6h 放气一次（每次 5min），再充气 10ml。当发现套囊破损漏气时，可临时用盐水纱布条填塞在喉头气管导管周围以作弥补。

（8）注意吸入气体的湿化，防止气管内分泌物稠厚结痂而影响通气。

（9）拔管后护理。应注意观察患者对拔管的反应，保持呼吸道畅通。重症患者拔管后 1h 复查动脉血气变化。

第二节 气管切开术

气管切开术是开放气道的一项抢救技术，它可以保证有效的通气，也便于吸痰、气管内给药、加压给氧等。

【适应证】

（1）任何原因引起的严重呼吸困难，三凹征明显者。

（2）可能出现严重呼吸困难者行预防性气管切开术，如需行气管内麻醉而不能插管者。呼吸道异物不能经口鼻取出者。

【禁忌证】

（1）轻度呼吸困难通过常规非手术治疗即可缓解者；癔症性假性呼吸困难。

（2）气管切开部位以下病变引起的呼吸道梗阻或出血性疾病。

【操作方法】

1. 体位 取仰卧位，肩垫高，头颈保持正中位。如伤员已有呼吸困难，也可先半卧肩下垫高，分离显露气管软骨时，再使头后仰，使气管位置变浅。

2. 麻醉 局部浸润麻醉，可采用 1% 普鲁卡因或 1% 利多卡因。

3. 切口 自环状软骨正中至胸骨上切迹稍上方做纵行切口或横切口，也可在第 4 软骨环做水平正中切口（图 9-2）。

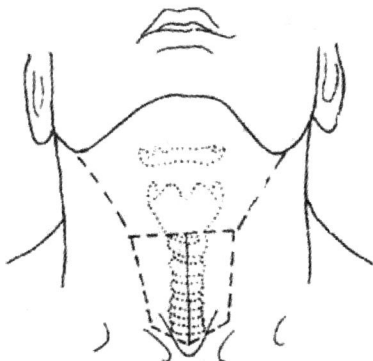

图 9-2 气管切开位置

4. 切开、分离 显露气管软骨环切开皮肤、皮下组织，用直剪刀纵行分离，用拉钩平衡向两侧拉开，即可见两侧颈前肌在中线相接的白线，该肌表面有颈前静脉，可结扎剪断，用剪刀沿白线上下纵行分离，将两侧颈前带状肌平衡牵向两侧，即可见到甲状腺峡部，可沿其包囊后与气管前筋膜之间做充分剥离，以便将其向上牵开。

5. 切开气管 气管显露后用 11 号尖刀或 10 号镰形弯刀伸入预计要切开的软骨环下缘，刺入气管并向上挑开，一般切开第 3、4 软骨环。成人套管较粗，也可挑开相邻两个软骨环。

6. 置入气管套管 气管软骨环一旦挑开，立即将气管撑开器由切口伸入气管，撑开软骨环切口，同时用吸引管吸出分泌物及渗血，连同管芯将气管套管旋推插入气管。

7. 固定 将套管固定系带绕过颈后在一侧打结，不宜过紧，以能放入 1 指为度，管周创口内填入凡士林纱布，气管套管盘下垫以纱布。

【护理措施】

严格掌握气管切开的适应证和禁忌证，术前慎用镇静剂；切口位置保持在前下中线上。进刀时切忌用力过猛。严禁切断第一气管软骨环和环关软骨。术后观察创口有无渗血，如有明显出血局部填塞无效时，应及时替换麻醉插管，以便术野清楚。根据气管内分泌物多少，定时吸痰，呼吸衰竭患者应行双肺定向抽吸，吸痰前可滴入痰液稀释药物及抗生素液等。保持气道湿润通畅。接"丁"管或氧罩给氧。内套管应定时清洗，煮沸消毒，应根据情况定期更换外套管。呼吸道梗阻消除，肺部已康复，一般在术后 1 周拔管。拔管前应做堵管试验，成人用软木塞一次全堵，观察24 ~ 48h后无异常即可拔管；小儿或危重者堵管可分两次，第一次堵 1/3，24h 后再全堵。拔管后伤口不需缝合，用凡士林纱布填塞，伤口以蝶形胶布拉拢即可。

第三节　环甲膜穿刺术

环甲膜穿刺术是气道梗阻时开放气道的急救措施之一；可为气管切开赢得时间；简便、快捷、有效，容易掌握，但不能作为确定性处理，在初期复苏后应做好气管切开或异物取出的准备工作。

【适应证】

各种原因引起的上呼吸道完全或不完全阻塞。牙关紧闭经鼻插管失败或气管插管禁忌，病情紧急需快速开放气道。喉源性呼吸困难如白喉、喉头水肿或严重头面部损伤需立即通气者。

【禁忌证】

有出血倾向或 3 岁以下的小儿不宜作环甲膜切开。

【操作步骤】

患者头部保持正中，尽可能使颈部后仰，不需局麻，用左手示指摸清甲状软骨与环状软骨间的环甲膜穿刺点［摸清患者颈部的两个隆起，第一个隆起是甲状软骨（俗称喉结），第二个隆起是环状软骨，在这两个隆起之间的凹陷处］。右手将16号粗针头在环甲膜上垂直下刺（图9-3），通过皮肤、筋膜及环甲膜，有落空感时即挤压双侧胸部，发现有气体自针头逸出或用空针抽吸时很容易抽出气体时，即以T型管的上臂一端与针头连接，并通过T型管的下臂接氧气瓶而输氧。可以左手固定穿刺针头，以右手示指间歇地堵塞T行管上臂的另一端开口处而行人工呼吸。当上呼吸道完全阻塞难以排气时，须再插一根针头进入气管作排气用。也可连接呼吸机进行人工呼吸。

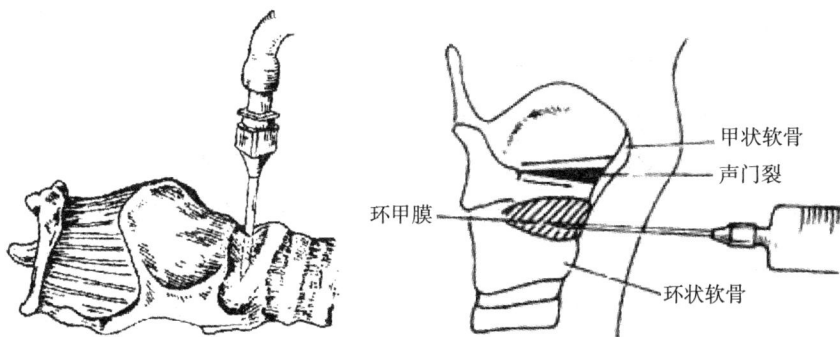

甲状软骨
声门裂
环甲膜
环状软骨

图9-3 环甲膜穿刺

【护理措施】

术前准备好穿刺用物品、器械，术中协助确定穿刺部位，消毒、铺巾，注意垂直进针但不能太深。回抽容易抽出空气，确定在气管内后连接T管，注药或吸氧。术后接口保持紧密，注意观察出口部位有无出血。

第四节 动、静脉穿刺置管术

动、静脉穿刺置管术在救治、监测中的必须使用，所有医护人员都必须掌握。

一、动脉穿刺置管术

【适应证】

（1）需反复采取动脉血样作血气分析等测量的患者。

（2）呼吸、心跳停止后复苏的患者。

（3）严重低血压、休克等需反复测量血压的手术患者。

（4）各类危重患者和复杂的大手术及有大出血的手术需要持续应用血管活性药物者。

【禁忌证】

脉管炎或局部感染者；凝血功能障碍患者。

【操作步骤】

（1）了解、熟悉患者病情。与患者或家属谈话，做好解释工作，争取清醒患者配合。

（2）置管部位为桡动脉、肘部肱动脉、腋动脉、腹股沟处股动脉；左手桡动脉为首选途径。如果部位需要，可先行局部备皮。

（3）充分暴露穿刺部位，局部常规消毒皮肤。

（4）术者戴无菌手套，铺无菌孔巾。若仅为穿刺，术者可不戴手套用乙醇溶液、碘酊消毒左手示、中指指端即可。

（5）在动脉波动最明显处，用消毒的两手指上下固定欲穿刺的动脉，两指间相隔0.5~1cm处进针。

（6）先用1%普鲁卡因做局部浸润麻醉，后用粗穿刺针在皮肤上刺一较大的进针孔。右手持事先用肝素冲注的动脉插管套针，与皮肤呈15°~30°朝近心方向斜刺，股动脉可垂直穿刺平稳进针至针尖有搏动感，则表明已触及动脉，再快速推入少许即可刺入动脉。判断穿刺成功后留标本或按需要接上动脉加压输血装置、动脉监测仪等（图9-4）。

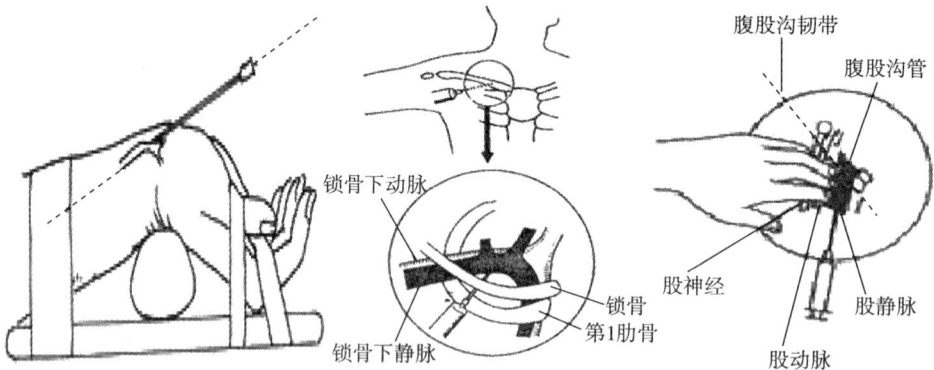

图9-4 桡动脉、锁骨下动脉、股动脉穿刺

（7）操作完毕，迅速拔针，用无菌纱布压迫针眼至少5min，以防出血。

【护理措施】

（1）加强监测，每日测体温4次，查血常规一次。

（2）严格无菌操作。

（3）套管针不宜太粗，动作不宜太猛，避免反复穿刺，减少动脉损伤。

（4）采用持续肝素液冲洗，肝素为 2～4U/ml，冲洗速度为 2～3ml/h，但严禁注入血管收缩剂。

（5）导管留置时间长会增加感染的机会，一般不宜超过 4 天。

（6）保持测压管通畅，防止受压扭曲，如发现凝血块应吸出，不可注入。

（7）如发现远端血液循环不好时应及时更换穿刺置管部位。

二、颈内静脉穿刺置管术

【适应证和禁忌证】

适用于各类休克患者，脱水、失血和血容量不足患者。需要换血、大量静脉输血、给药和高能量营养者。而烦躁不安、呼吸急促，不能取肩高头低位及胸膜顶升高的肺气肿患者不宜行颈静脉内穿刺置管。

【操作步骤】

（1）患者仰卧、去枕，肩下垫薄枕，头尽量转向对侧。

（2）消毒铺单后，找到胸锁乳突肌的锁骨端内侧缘及胸骨端外缘，用作定出穿刺点的界标。再触颈总动脉搏动点，一般采用"3"指法，即用稍稍分开的左手第二、三、四指，触摸到颈总动脉搏动点，在搏动点的外侧缘画点，连成一线，即相当于颈内静脉的走向。

（3）在搏动的外侧进针，先用 6 号针接 5ml 注射器穿刺，穿刺方向朝向同侧乳头方向，成扇形从外向内扫描。边回吸边进针，可见到回血（一般进针深度 2～3cm 左右）。如针已深入 3～5cm，仍未见到回血，可带负压回退，如仍然无回血，须将针回拔至皮下，改变穿刺方向。

（4）试穿成功后，沿相同穿刺点和穿刺方向用穿刺针穿刺，当回抽到静脉血时，表明针尖位于颈内静脉，然后减小穿刺针与额平面角度。当回抽血十分通畅时，固定针头不动。

（5）助手迅速推动水枪，硅胶管可随液体进入血管。操作者左手示指压住穿刺针硅胶管，将针退出。退针时不要来回转动。针头退出后，左手捏住硅胶管轻轻牵拉，硅胶管末尾膨大端即可通过针腔而抽出。

（6）接输液装置，固定硅胶管。

【护理措施】

硅胶管固定要牢固，防止滑脱。推动水枪时用力要适度，防止硅胶管全部推入血管内。更换接头或导管时应先折弯硅胶管；输液瓶内液体绝对不能流空，以防空气吸入形成栓塞。为防止硅胶管内血液凝固，在输入高渗液体后，用等渗盐水、肝素盐水冲洗硅胶管。输液结束后，用枸橼酸钠溶液冲洗硅胶管，用无菌纱布包裹，将硅胶管折弯固定。局部敷料每周更换两次，用0.5%过氧乙酸擦拭硅胶管，用乙醇溶液消毒皮肤，保持局部清洁。

三、锁骨下静脉穿刺置管术

【适应证和禁忌证】

同颈内静脉穿刺置管术。

【操作方法】

常从右侧锁骨上或下穿刺。

（1）锁骨下路进针法 患者垂头仰卧，双肩胛尽量向后以增加锁骨与第1肋骨的距离。以锁骨中点内侧1~2cm处下为进针点，穿刺针紧贴锁骨后缘，指向头部方向，与胸骨纵轴呈45°，与胸壁平面呈15°（以恰好能穿过胸骨与第一肋骨间隙为准）。边进针边回吸。当回吸血流通畅，并确定为静脉血时，即穿刺成功。一般进针约3~5cm，即可见到回血。后接入硅胶管并固定。

（2）锁骨上路进针法 患者取去枕仰卧头低位，臂稍外展，头转向对侧。以胸锁乳突肌外缘与锁骨上缘夹角平分线顶端处为进针点，麻醉时穿刺针针头指向胸锁关节，进针角度30°~40°，边进针边回吸，见回血后拔出针头按压片刻。再用穿刺针沿相同方向路径穿刺，刺入静脉后可感阻力减少并见大量回血。后置管固定（图9-5）。

护理措施同颈静脉内穿刺置管。

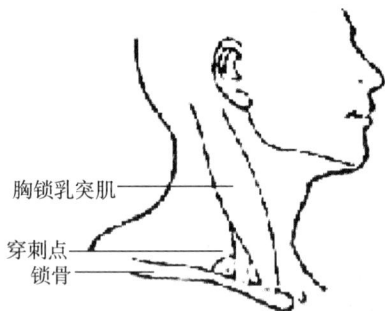

图9-5 经锁骨上、锁骨下静脉穿刺点

第五节 外伤止血、包扎、固定、搬运

创伤救护包括止血、包扎、固定、搬运四项技术。

一、止血技术

为了防止继续出血危及患者生命，凡是出血的伤口均需止血。

1. 指压止血法 指压止血法是一种简单有效的临时性止血方法，适用于头颈部及四肢中等或较大的动脉出血。它根据动脉的走向，在出血伤口的近心端，通过用手指压迫血管，使血管闭合而达到临时止血的目的，然后再选择其他的止血方法。指压止血法适用于头、颈部和四肢的动脉出血（图9-6）。

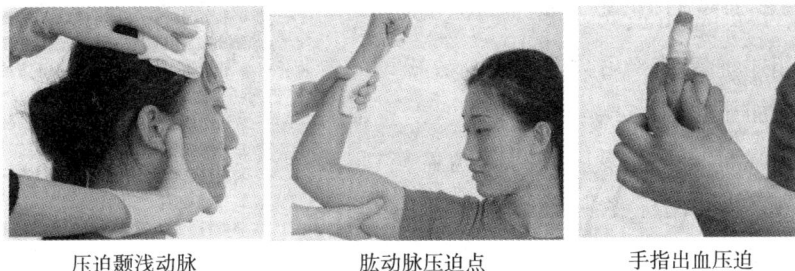

压迫颞浅动脉　　　　　肱动脉压迫点　　　　　手指出血压迫

图9-6　指压止血

2. 加压包扎止血法　适用于较小伤口止血。用消毒纱布或干净的手帕、毛巾、衣物等敷于伤口上，然后用三角巾或绷带加压包扎（图9-7，图9-8）。压力以能止住血而又不影响伤肢的血液循环。若伤处有骨折时，须另加夹板固定。关节脱位及伤口内有碎骨存在时不用此法。

3. 加垫屈肢止血法　上肢和小腿出血没有骨折和关节伤时可采用（图9-9）。

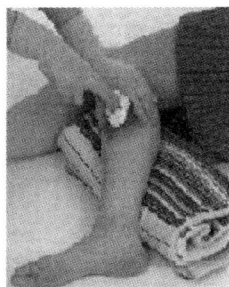

图9-7　填塞止血

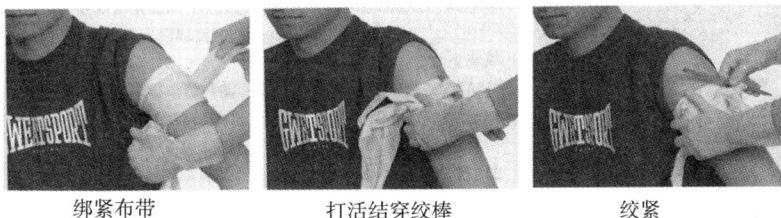

绑紧布带　　　　　打活结穿绞棒　　　　　绞紧

图9-8　绷带止血法

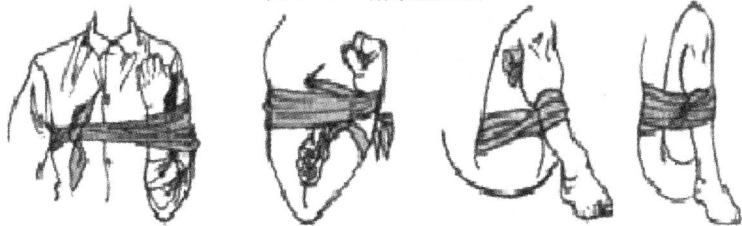

图9-9　四肢加垫屈肢止血

4. 止血带止血法　当遇到四肢大动脉出血，使用上述方法止血无效时采用。常用的止血带有橡皮带、布条止血带（图9-10）等。采用止血带止血时应注意以下方面。①上止血带时，皮肤与止血带之间不能直接接触，应加垫敷料、布垫或将止血带上在衣裤外面，以免损伤皮肤。②上止血带要松紧适宜，以能止住血为宜。太松不能止血，太紧容易损伤皮肤、神经、组织，引起肢体坏死。③上止血带时间过长，容易引起肢体坏死。因此，止血带上好后，要记录上止血带的时间，并每隔1h放松一次，每次放松2~3 min。为防止止血带放松后大量出血，放松期间应在伤口处加压止血。④运送伤者时，上止血带处要有明显标志，不要用衣物等遮盖伤口，以免妨碍观察，并用标签注明上止血带的时间和放松止血带的时间。⑤前臂和小腿不适于扎止血带。

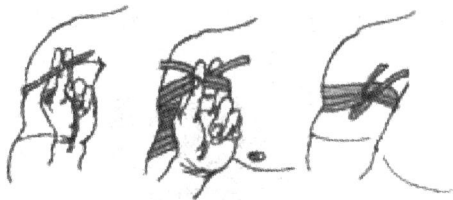

图9-10　橡皮止血带止血

二、包扎技术

包扎是外伤急救常用的方法，具有保护伤口、减少污染和再损伤、固定敷料、压迫止血、有利于伤口早期愈合的作用；适用于体表各部位的伤口。常用的包扎材料有绷带、三角巾及其他临时代用品（如干净的手帕、毛巾、衣物、腰带、领带等）。绷带包扎一般用于支持受伤的肢体和关节，固定敷料或夹板和加压止血等。三角巾包扎主要用于包扎、悬吊受伤肢体，固定敷料，固定骨折等。

（一）绷带包扎法

1. 环形绷带包扎法　为最基本的方法，多用于手腕、肢体、胸、腹等部位的包扎。将绷带作环形重叠缠绕，最后用扣针将带尾固定，或将带尾剪成两头打结固定（图9-11）。包扎时须注意以下方面。①缠绕绷带的方向应是从内向外，由下而上，从远端至近端。开始和结束时均要重复缠绕一圈以固定。打结、扣针固定应在伤口的上部，肢体的外侧。②包扎时应注意松紧度。不可过紧或过松，以不妨碍血液循环为宜。③包扎肢体时不得遮盖手指或脚趾尖，以便观察血液循环情况。④检查远端脉搏跳动，触摸手脚有无发凉等。

2. 螺旋形包扎法　适用于周径基本相同的上臂、大腿等部位的伤口。将绷带在远端先作环形重叠缠绕2周，然后用后一圈压住前一圈的1/2~2/3包扎完毕同样作环形重叠缠绕两圈，然后固定（图9-12）。

3. 螺旋返折形包扎法　用于前臂、小腿等周径不相同的部位伤口包扎（图9-13）。基本方法同螺旋形包扎法，但在缠绕的同时返折形成一个等腰三角形。

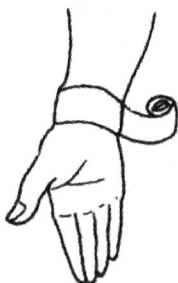

图9－11　环形包扎法　　　图9－12　螺旋形包扎法　　　图9－13　螺旋返折形包扎

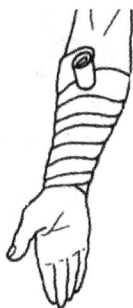

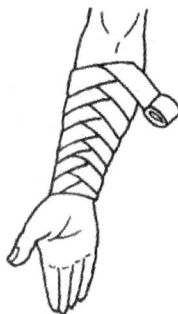

4. "8"字形包扎法　适用于关节部位的伤口，即将绷带从远心端开始作环形重叠缠绕两周，然后用后一圈压住前一圈1/2～2/3的同时按照"8"字走行缠绕，包扎完毕同样作重叠缠绕两周并固定。

5. 回形包扎法　残端或头部的伤口可采用此法（图9－14）。

以上各种包扎法包扎时均应注意：①在皮肤皱褶处用衬垫保护；②包扎时松紧适度用力均匀；③肢体保持功能位，使患者舒适；④选择宽度合适，干燥清洁的绷带；⑤注意结应打在肢体的外侧。

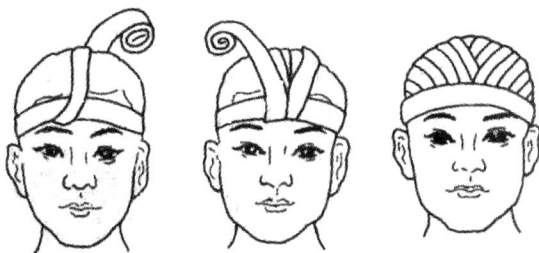

图9－14　回形包扎法

（二）三角巾包扎法

1. 头部包扎法

（1）将三角巾的底边向外上反折3cm，盖住头部齐眉以上、耳后，把两底角在枕后交叉并把顶角压在下面，回头在额前打结（图9－15）。

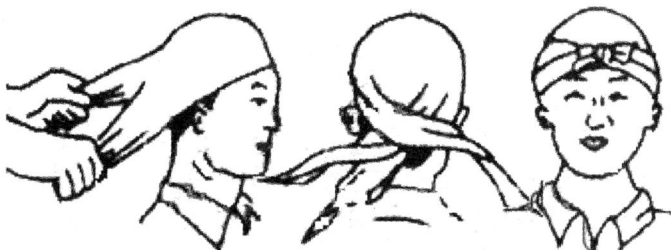

图9－15　头部包扎法

（2）将三角巾顶角打结放在额前，底边中点也打结放在枕后即成风帽状，底边两端拉紧向外向上反折4cm，绕向前面包住下颌，再绕到颈后面打结（图9－16）。

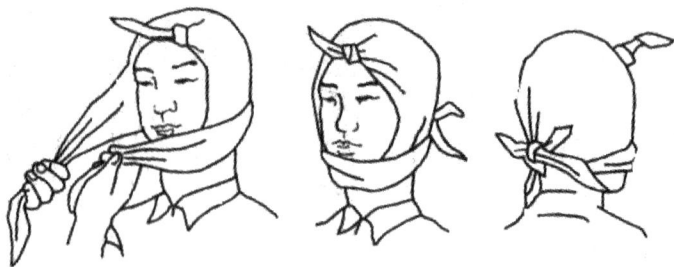

图 9 – 16　头部包扎法

2. 单肩包扎法　将三角巾折叠成燕尾式，尾角向上，放在伤肩上，大片向上盖住肩部及上臂上部打结，两侧燕尾角分别经左右肩拉到腋下打结（图 9 – 17）。

3. 双肩包扎法　将三角巾折叠成燕尾角等大的燕尾巾，夹角向上对准项部，燕尾披在双肩上，两燕尾角分别经左右肩拉到腋下与燕尾底角打结。

4. 胸部包扎法　三角巾折叠成燕尾状，并在底部反折一道边，横放在于胸部，两角向上，分别于两肩上并拉至颈后打结，再用顶角带子绕至对侧腋下打结（图 9 – 18）。

5. 背部包扎法　基本同胸部包扎法，只是位置相反，结打于胸部。

6. 腹部包扎法　把三角巾顶角向下横放在腹部，底边齐腰，两底角围绕到腰后打结。顶角由两腿间拉向后面和另两端打结。

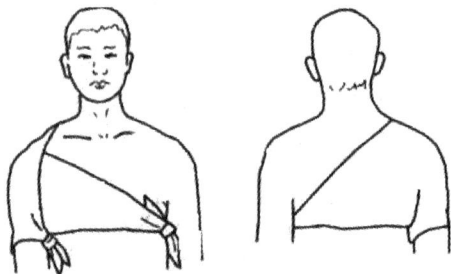

图 9 – 17　单肩包扎法

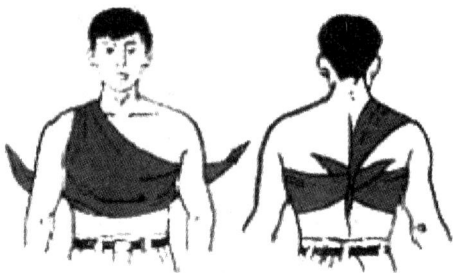

图 9 – 18　胸部包扎法

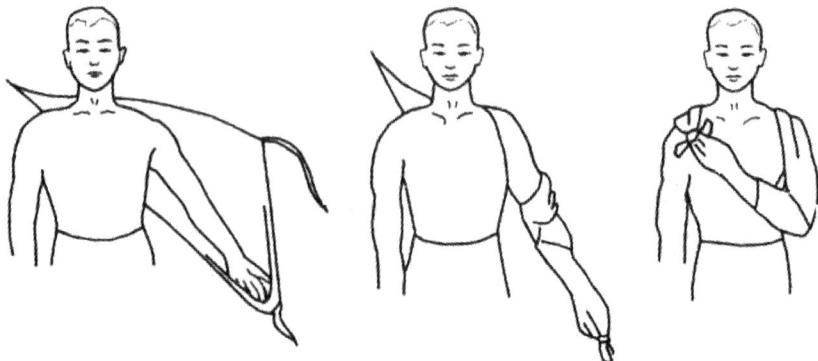

图 9 – 19　上肢包扎法

7. 单侧臀部包扎　将三角巾叠成燕尾式，夹角约60°朝上，盖伤侧臀部的后片要大于并压着前面的小片，两角分别过腹腰部到对侧打结，两底边角包绕伤侧大腿根打结。

8. 上肢包扎　把三角巾一底角打结后套在伤手上，另一底角过伤肩背后拉到对侧肩的后上方，顶角朝上，由外向里依次包绕伤肢，然后再将前臂屈至胸前，两底角相遇打结（图9-19）。

9. 小腿、脚包扎法　将足趾朝向底边，把足放在近一底角侧，提起顶角与另一底角包扎绕小腿打结，再将足下底角折足背，绕脚腕打结固定。见图9-20。

10. 膝部带式包扎法　根据伤情将三角巾折叠成适当宽度的带状，将中段斜放于伤部，两端分别压于上下两边，包绕肢体一周打结。

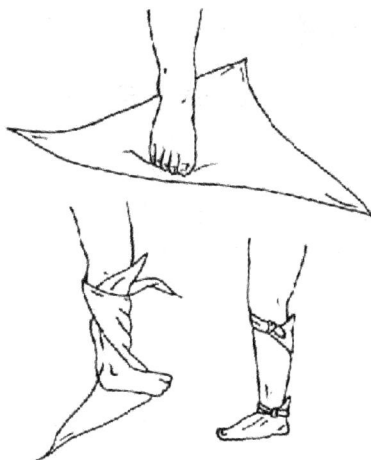

图9-20　小腿、脚包扎法

（三）多头带包扎法

1. 腹带包扎法　用于腹部伤口的包扎，先将腹带平放在身体下拉平包腹带包住腹部，再将两侧横带交叉包扎。切口在上腹部时，应由上而下包扎，最后固定。切口在下腹部时，应由下向上包扎最后固定（图9-21）。

2. 胸带包扎法　用于胸部伤口的包扎，结构上比腹带多2根竖带，先将胸带平放在身体下拉平，将两根竖带拉于胸前，再由下而上交叉包扎横带，将竖带夺于横带下，在胸前固定带尾（图9-22）。

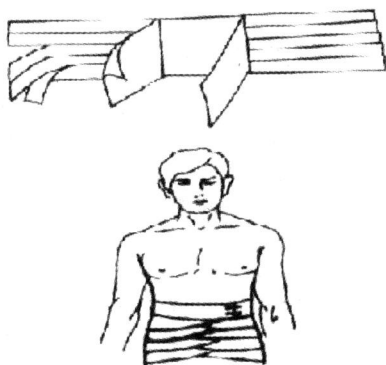

图9-21　腹带包扎法　　　　　图9-22　胸带包扎法

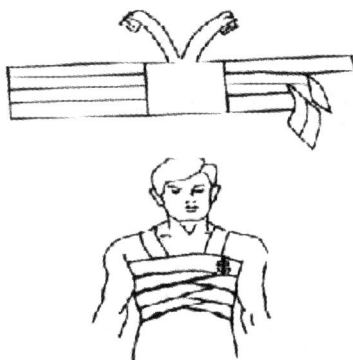

3. 四头带包扎法　用于下颌、枕、额等处的包扎。

4. 丁字带包扎法　形如丁字状，用于会阴、肛门部位的包扎。

三、骨折固定技术

骨折固定是救护的一项基本技术，适用于所有四肢骨折、脊柱骨折。良好的固定能迅速减轻患者的疼痛，减少出血，防止损伤脊髓、血管、神经等重要组织，是搬运的基础，有利于转运后的进一步治疗。

【骨折固定的护理】

要根据现场的条件和骨折的部位采取不同的固定方式。固定要牢固，不能过松、过紧。在骨折和关节突起处要加衬垫，以加强固定和预防压伤。

（1）要注意伤口和全身状况，如伤口出血，应先止血，后包扎固定。如有休克或呼吸、心跳骤停者应立即进行抢救。

（2）对于大腿、小腿、脊椎骨折的伤者，一般应就地固定，不要随便移动伤者，不要盲目复位，以免加重损伤程度。

（3）在处理开放性骨折时，局部要作清洁消毒处理，用纱布将伤口包好，严禁把暴露在伤口外的骨断端送回伤口内，防伤口污染和再度损伤。

（4）固定骨折所用的夹板的长度与宽度要与骨折肢体相称，其长度一般应超过骨折上下两个关节为宜。

（5）固定用的夹板不应直接接触皮肤。在夹板和肢体之间垫软材料，特别是夹板两端、关节骨头突起部位和间隙部位，应适当加厚垫，以免引起皮肤磨损或局部组织压迫坏死。

（6）固定、捆绑的松紧度要适宜，过松达不到固定的目的，过紧影响血液循环，导致肢体坏死。固定四肢时，要将指（趾）端露出，以便随时观察肢体血液循环情况。如发现指（趾）苍白、发冷、麻木、疼痛、肿胀、甲床青紫时，说明固定、捆绑过紧，血液循环不畅，应立即松开，重新包扎固定。

（7）对四肢骨折固定时，应先捆绑骨折上端，后捆绑骨折下端。如捆绑次序颠倒，则易导致再度错位。上肢固定时，肢体要屈着绑（屈肘状）；下肢固定时，肢体要伸直绑。

四、搬运技术

搬运包括将伤员从受伤现场（如汽车驾驶室、倒塌的物体下、狭的坑道等）搬出以及现场急救后转运到医院两个方面。正确的搬运方法能减轻患者的痛苦，防止损伤加重。现代创伤救护更强调搬运过程中防止损伤加重，尤其是脊髓损伤。

（一）搬运方法

常用的搬运方法有徒手搬运和担架搬运两种。可根据伤者的伤势轻重和运送的距离远近而选择合适的搬运方法。

1. 徒手搬运法

（1）单人搬运法　徒手搬运法适用于伤势较轻且运送距离较近的伤者，方法有扶持法、抱持法、背负法（图 9 – 23）等。

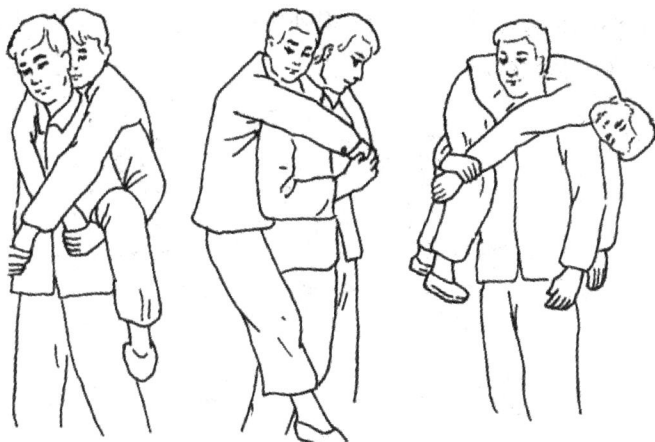

图 9 - 23　单人背负搬运法

（2）双人搬运法　适用于病情轻，路较近但体重较重的患者搬运，方法有椅托法、拉车法、平抬法（图 9 - 24）。

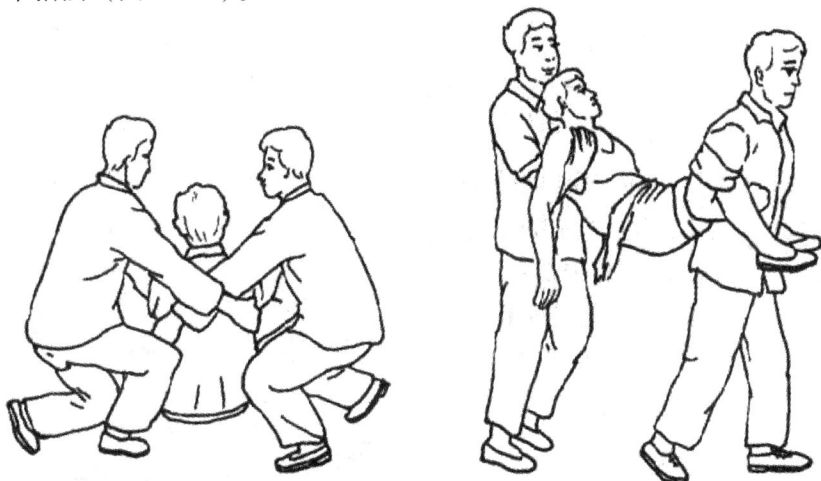

双人椅托搬运法　　　　　　双人拉车搬运法

图 9 - 24　双人搬运法

（3）三人或多人搬运法　适用于路程较近但体重较重的患者。可以 3 人平排将患者抱起一致前行。也可 6 人面对面将患者抱起。

2. 特殊患者的担架搬运

（1）腹部内脏脱出的患者　①使患者双腿屈曲，腹肌放松，仰卧于担架上。②少量肠管脱出者可用一清洁的碗或盆子扣住内脏，再用三角巾包扎固定。大量脱出者，立即还纳腹腔，防止休克。③包扎后患者应保持仰卧位，下肢屈曲，做好腹部保暖后搬运。见图 9 - 25。

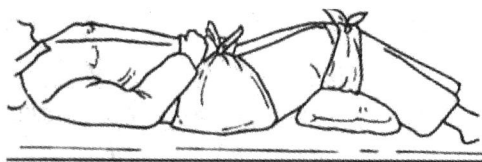

图 9 - 25　腹部内脏脱出患者的搬运法

（2）昏迷患者的搬运　使患者侧卧或俯卧于担架上，头偏向一侧，在保证呼吸道通畅的前提下搬运（图9－26）。

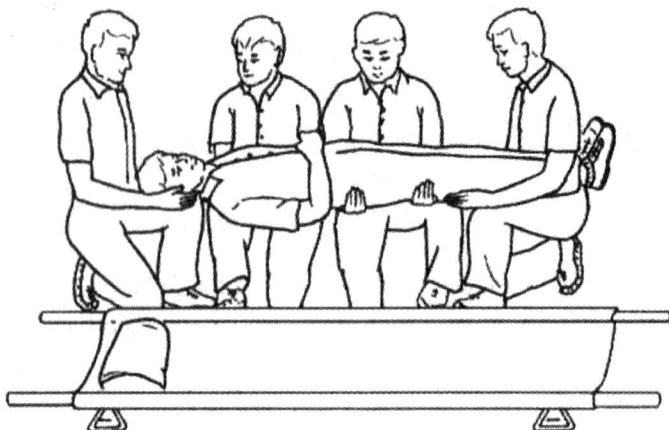

图9－26　昏迷患者的搬运法

（3）骨盆损伤患者的搬运　用三角巾将患者骨盆作环形包扎，搬运时使患者仰卧于硬板或硬质担架上，双膝略弯曲，其下加垫，然后搬运（图9－27）。

（4）脊柱损伤患者的搬运　脊柱损伤者严禁背运和屈曲位搬运。应由3人或4人同侧托起患者的头部、肩背部、腰臀部和双下肢，平放于硬质担架或硬板上（图9－28）。颈椎损伤者应由专人牵引患者头部。注意搬运时的协调一致，患者胸腰部垫一软枕，以保持胸腰部过伸。

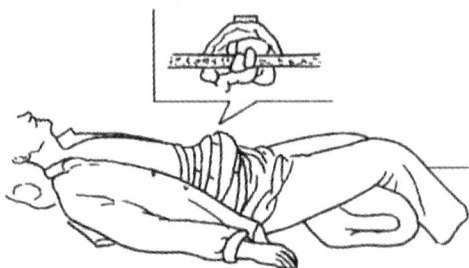

图9－27　骨盆损伤患者的搬运

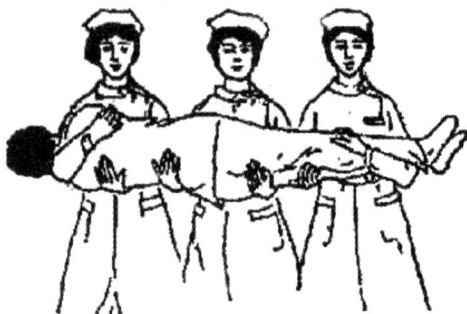

图9－28　脊柱损伤患者的搬运

（5）体内带有刺入物患者的搬运　先包扎伤口，固定好刺入物，才能搬运。

（二）注意事项

（1）应先作急救处理，再根据不同的伤势选择不同的搬运方法。

（2）病（伤）情严重、路途遥远的伤病者，要做好途中护理，密切注意伤者的神志、呼吸、脉搏以及病（伤）势的变化。

（3）上止血带的伤者，要记录上止血带和放松止血带的时间。

（4）用担架搬运伤者时，一般头略高于脚，休克的伤者则脚略高于头。行进时伤者的脚在前，头在后，以便观察伤者情况。

（5）用汽车运送时，床位要固定，防止起动、刹车时晃动使伤者再度受伤。

第六节　抗休克裤的应用

抗休克裤利用充气加压原理研制而成。用它来处理失血性休克及其他原因引起的休克，制止下肢活动性出血和腹内出血等，是院前和医院急救中不可缺少的装备，近年来得到了广泛应用。

一、抗休克裤的构造

抗休克裤以 1.7m 身高为对象，用绵丝绸挂胶布制成的中空气囊，外敷尼龙绸罩，结合部用张力尼龙搭扣对合而成。会阴部留空，以利于排便、导尿、妇产科处理。裤上设有充气阀和气压表，以便充气、减压和监测囊内压。

二、适应证

（1）收缩压低于 80mmHg（10.66kPa）的低血容量性休克、神经源性休克和过敏性休克。

（2）腹部及股部以下出血需直接加压止血者。

（3）骨盆及双下肢骨折需要固定者。

（4）脑外科手术过程中用于防治低血压者。

三、禁忌证

充血性心力衰竭，心源性休克；颅脑外伤出血，脑水肿或脑疝；横膈以上出血；高血压；慢性阻塞性肺疾病，张力性气胸等。

四、使用方法

使用时将其打开，从伤病员的侧身垫入腹部和下肢的下方，去除可能夹着的硬物。将腹部片及双下肢片分别包裹腹部和双下肢并用尼龙扣固定，上达剑突、下至踝部，便充气发挥其作用。充气方法可用脚踏气泵充气、打气筒或氧气瓶充气。囊内压力一般在 5.33kPa，可显效果。一般充气时间保持 2h 左右，如必须维持更长时间，则应交替加压或减压。

五、护理措施

（1）使用抗休克裤只是一项应急措施，由熟悉休克的人员来决定使用，必须继续输血、输液。

（2）经常监测神志、血压、脉搏、呼吸、瞳孔等情况和囊内压的变化。

（3）有严重呼吸困难或呼吸功能衰竭的患者慎用。

（4）解除休克裤时加快输血、输液速度，以免血压骤降重陷休克。

（5）较长时间穿抗休克裤时，应适当降低气压，并适量输入5%碳酸氢钠防酸中毒。

（6）妊娠后期仅充气压迫下肢，以防胎儿受压。

练习题

1. 气管插管患者应为

    A. 颈仰卧位   B. 侧卧位   C. 半卧位

    D. 俯卧位   E. 膝胸卧位

2. 临床应用最广泛的一种气管插管方法是

    A. 经口盲视插管法   B. 经口明视插管法   C. 经口鼻视插管

    D. 经鼻盲视插管法   E. 以上都不是

3. 气管插管留置时间不宜超过

    A. 24h   B. 48h   C. 36h   D. 72h   E. 96h

4. 气管切开的部位是

    A. 第1~2气管软骨环   B. 第3~4气管软骨环   C. 第5~6气管软骨环

    D. 第7~8气管软骨环   E. 第9~10气管软骨环

5. 气管插管插入导管的深度为

    A. 鼻尖至耳垂   B. 鼻尖至耳垂2~3cm

    C. 鼻尖至耳垂3~4cm   D. 鼻尖至耳垂4~5cm

    E. 鼻尖至耳垂5~6cm

6. 气管切开使用的金属内套管，通常多长时间更换一次

    A. 1~2h   B. 2~4h   C. 4~8h

    D. 8~16h   E. 24h

7. 适用于关节部位包扎的方法是

    A. 环形   B. "8"字形   C. 螺旋形

    D. 螺旋返折形   E. 回形

8. 下列哪种情况下不能应用抗休克裤

    A. 骨盆骨折大出血   B. 低血容量性休克   C. 神经源性休克

    D. 活动性腹内出血   E. 颅脑损伤出血

9. 气管插管患者用人工呼吸器时套管内应注入空气量为

A. 1~2ml　　B. 3~5ml　　C. 5~7ml　　D. 10~15ml　　E. 15~20ml

10. 一般伤口出血简单而有效的止血方法是

    A. 指压指血法　　　　B. 压迫包扎止血法　　　　C. 填塞止血法

    D. 止血带止血法　　　E. 钳夹止血法

11. 经锁骨上锁骨下静脉穿刺术的穿刺点在

    A. 胸锁乳突肌的锁骨头、胸骨头和锁骨三者所形成的三角区的顶部

    B. 胸锁乳突肌前缘中点或稍上方

    C. 锁骨中点内侧 1~2cm 处

    D. 胸锁乳突肌后缘中、下 1/3 交界处

    E. 胸锁乳突肌锁骨端外侧缘与锁骨上缘所形成的夹角，在该角平分线顶端或其
       后 0.5cm 处

12. 患者，女性，54 岁，因开胸手术后行气管内插管吸氧术，插管后每次吸痰时间不应大于

    A. 5s　　　　B. 10s　　　　C. 15s　　　　D. 20s　　　　E. 25s

13. 由于气管插管过深可引起

    A. 肺部感染　　　　　B. 肺部损伤　　　　　C. 肺不张

    D. 肺气肿　　　　　　E. 下颌关节脱位

(14~16 题共用题干)

患者，男性，55 岁，因车祸造成脊柱损伤，左前臂开放性伤口

14. 该患者左前臂伤口应该用下列哪种止血方法

    A. 指压指血法　　　　B. 压迫包扎止血法　　　　C. 钳夹止血法

    D. 填塞止血法　　　　E. 止血带止血法

15. 该患者左前臂伤口应选用下列哪种包扎方法

    A. 环形　　B. 螺旋形　　C. 螺旋返折形　　D. "8"字形　　E. 回形

16. 搬运该患者应选用下列哪种方法

    A. 硬质担架搬运法　　　B. 软质担架搬运法　　　C. 抱持搬运法

    D. 背负搬运法　　　　　E. 拉车搬运法

17. 患者，女性，骑车时，不慎摔伤右小腿，形成骨折，同事找来一段树枝帮其固定，撕下衣片作绷带，但长度不够，她应选择的包扎方法是

    A. 蛇形　　B. 螺旋形　　C. 环形　　D. 螺旋返折形　　E. 回形

18. 某患者因车祸导致严重损伤，用汽车搬运该患者时，患者应保持何种体位

    A. 头在前平卧位　　　　B. 头在后平卧位　　　　C. 侧卧位

    D. 坐位　　　　　　　　E. 半卧位

(李赟)

实训指导

实训一 ICU 的管理，感染控制和重症监护技术

一、ICU 的管理和感染控制

【目的】

1. 发挥 ICU 的功能和避免医疗护理差错。

2. 健全的 ICU 制度是做好抢救工作的基本保障。

3. 降低 ICU 院内感染的发生率是提高抢救成功率的关键。

【操作前准备】

1. 人员准备　着装整洁、洗手、戴口罩。

2. ICU 专科特点、规章制度。

3. 联系医院，到医院 ICU 室实地参观。

【方法和过程】

到医院参观学习，详细了解 ICU 有关规章制度、掌握 ICU 基本功能和服务对象、掌握 ICU 感染控制措施。

【小结】

ICU 是应用现代医学理论，利用高科技现代医疗设备，对危重患者进行集中监测，强化治疗的一种特殊场所，要充分发挥其功能，必须要加强管理，制定完善的 ICU 专科管理制度。同时 ICU 是院内感染的高发区，需要有行之有效的措施，降低院内感染的发生率，以提高抢救成功率。

二、常用危重症监护技术

（一）脉搏测量

【目的】

1. 测量患者的脉搏，判断有无异常情况。

2. 测量脉搏变化，间接了解心脏情况。

【操作前准备】

1. 洗手，着装整洁，戴帽子、口罩。

2. 向患者讲解测量脉搏的目的，取得患者的配合。

【方法和过程】

1. 协助患者采取舒适的姿势，手臂轻松置于床上。

2. 以示指、中指、无名指的指端按压桡动脉，力度适中，以能感觉到脉搏搏动为宜。

3. 一般患者测量 30s，脉搏异常的患者测量 1min，核实后，报告医师。

4. 脉搏短绌的患者，需按要求测量脉搏，即一名护士测脉搏，另一名护士听心率，同时测量 1min。

【小结】

正常人的脉搏与心率是一致的，成人安静时脉搏 60～100 次/分，儿童平均为 90 次/分，婴幼儿可达 130 次/分，老年人脉搏较慢，平均为 55～60 次/分。

脉搏快慢受年龄、性别、运动、情绪、药物及各种病理情况影响，脉搏短绌的患者，脉率少于心率。

（二）体温监测

【目的】

1. 测量记录患者体温。

2. 监测体温变化，分析热型及伴随症状。

【操作前准备】

1. 洗手，检查体温计是否完好，将水银柱甩至 35℃ 以下。

2. 询问、了解患者身体状况，向患者解释测量体温的目的，取得患者的配合。

3. 评估患者适宜的测量方法。

4. 告知患者测量口温前 15～30min 勿进食过冷、过热食物，测口温时闭口用鼻呼吸，勿用牙咬体温计。

【方法和过程】

1. 根据患者病情、年龄因素选择测量方法。

2. 测腋温时擦干腋下的汗液，将体温计水银端放于患者腋窝深处并贴近皮肤，防止脱落，测量 5～10min 后取出。

3. 测口温时将水银端斜放于患者舌下，闭口 3min 后取出。

4. 测肛温时先在肛表前端涂润滑剂，将肛温计的水银端轻插入肛门 3～4cm，3min 后取出。用消毒纱布擦拭体温计。

5. 读取体温数，消毒体温计。

6. 将体温数记录在患者体温单上，将异常体温报告医生。

【小结】

正常人体有体温调节功能，可保持体温在一个相对恒定水平。正常成人体温随测量部位不同而异，口腔舌下温度为 36.3℃～37.2℃，腋窝温度为 36℃～37℃，直肠温度为36.5℃~37.5℃，昼夜波动一般不超过1℃。各种原因致使机体的体温调节中枢功能紊乱以及物理作用的影响，均可以造成体温高于或低于正常范围。医务人员应根据病因予以正确的诊断和相应的处理。所以体温监测是重症患者监护过程中不可缺少的一项重要工作。

（三）呼吸监测

【目的】

1. 观察呼吸频率和节律。

2. 监测呼吸变化。

【操作前准备】

洗手，着装整洁，戴口罩、帽子，时钟。

【方法和过程】

1. 观察患者的胸腹部，一起一伏为一次呼吸，测量30s。因呼吸的速率会受到意识的影响，测量时不必告诉患者。

2. 危重患者不易观察时，用少许棉絮置于患者鼻孔前，观察棉花吹动情况，计数1min。

3. 注意观察呼吸节律，呼吸不规则患者测量1min。

【小结】

呼吸频率是呼吸功能最简单的基本的监测项目，可以通过目测，也可通过仪器测定。正常成人呼吸频率为10~18次/分，新生儿为40次/分，呼吸频率的增快或减慢，均提示可能发生呼吸功能障碍。危重患者常伴有呼吸节律改变。

（四）血压监测

【目的】

1. 测量、记录患者的血压，判断有无异常情况。

2. 监测血压变化，间接了解循环系统功能状况。

【操作前准备】

1. 洗手，着装整洁。

2. 无创血压监测 血压计、听诊器或多功能心电监护仪。

3. 有创血压监测 ①动脉导管；②带开关的动脉测压管；③压力换能器；④管道冲洗装置；⑤电子监护仪。

【方法和过程】

1. 普通血压计测血压 ①检查血压计，协助患者采取舒适体位，保持血压计零点、肱动脉与心脏同一水平；②驱尽袖带内空气，平整地缠于患者上臂中部，松紧以能放入1指为宜，下缘距肘窝2~3cm；③听诊器置于肱动脉位置；④按照要求测量血压，正确判断收缩压与舒张压；⑤测量完毕，排尽袖带余气，关闭血压计；⑥记录血压数值；⑦需长时间观察血压的患者，应做到"四定"：定时间、定部位、定体位、定血压计。

2. 自动化无创动脉压监测 见多参数（心电）监护仪监测技术。

3. 创伤性血压监测 按无菌操作技术，将动脉导管置入动脉内，连接好电子监护仪，测压前先将换能器与大气排通，归零，通过压力监测系统直接进行动脉内压力的监测，直接显示收缩压、舒张压和平均动脉压，反映每一心动周期的血压变化情况。

【小结】

动脉血压能够反映心室后负荷，心肌耗氧及周围血管阻力，影响血压因素主要有心排血量、循环血容量，周围血管阻力、血管壁的弹性和血液黏滞度 5 个方面。虽然血压能反映循环功能，但不是唯一指标，因为组织灌注取决于血压和周围血管阻力两个因素。若血管收缩，阻力增加，血压虽高，而组织血流却减少，故判断循环功能不能单纯追求较高的血压，应结合多项指标综合分析。

（五）中心静脉压（CVP）监测

【目的】

1. 测定中心静脉压数值，判断有无异常。

2. 观察中心静脉压变化，了解血容量情况，间接了解心脏功能。

【适应证】

1. 需要进行监测中心静脉压或肺毛细血管楔入压患者，各类大中型手术，尤其是心血管、颅脑和胸部大而复杂的手术。

2. 急需进行肺动脉造影患者，需要进行完全静脉营养患者。

3. 脱水、失血和血容量不足各种类型的休克。

4. 需要安装临时或永久的心内起搏器患者；右心功能不全。

5. 患者急需输液，而其他静脉途径无法进行时，大量静脉输血、输液。

【禁忌证】

1. 凝血机制障碍、脓胸、气胸患者禁忌行中心静脉穿刺。

2. 锁骨下静脉、颈静脉血栓形成不宜作相应静脉穿刺。

3. 穿刺部位有感染等禁忌穿刺。

4. 患者兴奋、躁动、极为不合作者。

【操作前的准备】

1. 用物准备 中心静脉穿刺手术包及相关仪器（换能器、多功能监护仪），普鲁卡因、宽胶布、普鲁卡因注射盘、无菌手套、静脉输液装置、中心静脉测压计等。

2. 环境准备 环境清洁、安静、温度适宜、无对流风。

3. 患者准备 核对、询问了解患者身体状况，解释消除患者的紧张和恐惧。做好普鲁卡因过敏试验。评估患者局部皮肤组织及血管情况，出凝血状况。

4. 由医师负责与患者或其家属签署知情同意书。

5. 严格遵守无菌操作原则，操作人员置管前，置管过程中及导管护理过程中，按照无菌术做好准备和操作。

【操作过程与护理配合】

锁骨下静脉穿刺插管。

（1）穿刺路径 ①锁骨上：选择胸锁乳突肌锁骨头外侧缘的锁骨上1cm左右处作为穿刺点，针尖刺入皮肤后就指向胸锁关节或对侧乳头，穿刺针与皮肤成15°或与冠状面保持水平，进针约1.5~2cm即可进入锁骨下静脉；②锁骨下：选择锁骨中、内1/3交界处作为穿刺点，针尖刺入皮肤后就直对胸骨切迹或甲状软骨下缘，紧靠锁骨后面。在穿刺过程中应保持一定负压，并保持穿刺针与胸壁呈水平位，一般进针3~5cm就可到达锁骨下静脉。

（2）操作步骤 ①患者取仰卧位，头后仰并转向对侧，两肩胛骨之间垫一小枕头；②术者站于患者右侧，选用右锁骨下静脉进行穿刺（可避免损伤左侧胸导管），并选择穿刺点，常规消毒、铺巾，穿刺点用1%普鲁卡因或利多卡因作局部浸润麻醉；③目前临床采用的为钢丝引导式中心静脉导管，估计导管所需置入长度，即穿刺至胸骨切迹再至胸骨角的距离，在导管上做好标记；④用10ml注射器抽吸生理盐水5ml后再接上14号或16号针头经穿刺进针，针头刺破皮肤后与胸廓成15°~30°，紧贴锁骨下缘，朝胸锁关节后上缘边缓缓进针，边进针边回抽，并保持一定负压。如果有回血时，减少穿刺针与胸廓平面的角度，再进针2~3cm，血流很通畅时，可固定穿刺针的位置；⑤经穿刺针插入导引钢丝，体外保留约40cm，退出穿刺针；⑥从导引钢丝尾端插入扩张管，按一个方向旋转，将扩张管旋入血管后，左手用无菌纱布按压穿刺点并拔出扩张管；⑦将导管顺导引钢丝插入血管中，同时将导引钢丝自导管尾端拉出，边插导管边退出引钢丝，以免将钢丝随导管送入血管，引起严重不良后果，一般导管插入深度为13~15cm；⑧将盛有生理盐水的注射器分别连接每个"猪尾巴"（即导管的尾端），在抽取回血后，向管内注入2~3ml生理盐水，再取锁定卡板，取出注射器，拧紧肝素帽；⑨将导管固定片固定在接近穿刺点处，缝针固定导管，覆盖无菌敷料，胶布固定；⑩连接输液管。

【并发症】

常见并发症有气胸、血胸、血肿、神经损伤、胸导管损伤、空气栓塞、血栓形成或栓塞、感染、心脏或大血管穿插孔等。术者应按规程操作，手法宜轻，缓缓插管，预防并发症的发生。

其预防措施有：①应选用质地不太硬导管；②导管端插至上腔静脉与右心房交界处即可；③如有怀疑，可从导管注入2ml显影剂，以确定导管尖端的位置。如遇紧急情况发生，应首先立即中止静脉滴注，其次将输液容器降至患者的心脏水平，利用重力尽可能吸出心包腔或纵隔内的积血或液体，然后慢慢拔出导管。必要时应考虑心包穿刺减压。

【操作后护理】

1. 置管入上腔静脉，吸气时常为负压，所以输液时应使一段输液导管低于患者心脏水平，输液瓶内液体绝对不能流空，以防空气吸入，形成气栓。

2. 导管留置的管理 ①导管输液滴速的维持：应维持 80 滴/分左右，如出现导管脱出、移动、折叠或凝血，可明显滴速减慢；如有新近阻塞，可用 1ml 生理盐水冲管，如无效或阻塞时间较长，应拔除导管。②导管留置期间，每日用 2～3ml 肝素（10～100U/ml）生理盐水冲洗管道。③每隔 2～3 日，更换 1 次穿刺点的敷料；如发现局部红肿、导管位置的变化、皮下渗液或缝针松动等情况，应立即处理。

3. 按无菌操作术置管成功后，测压前将标尺或压力换能器的零点置于腋中线第四肋间右心房水平。

4. 确保静脉导管和测压管系统内无凝血、空气，导管无扭曲等。

5. 测压时确保静脉内导管畅通无阻，记录测压数值，并报告医生。

【注意事项】

1. 严格执行无菌操作，注意防止感染。

2. 选择穿刺路径。多采用右侧颈内静脉穿刺，因左颈静脉后面及前斜角肌前方有胸导管通过，左侧穿刺易损伤胸导管。

3. 定位要准确。术者应选用自己最熟悉的定位方法，在麻醉过程中同时确定血管位置。宜在麻醉针探索到血管后再用穿刺针进行穿刺，不要用穿刺针反复探试锁骨下静脉。

4. 判断动静脉。多用回血的颜色和血管内压力来判断动、静脉。①静脉血呈暗红色，压力较小，血流往往不动或持续缓慢往后推动；②动脉血呈鲜红色，动脉血流呈顿挫式。但在严重缺氧、休克或静脉压力升高、三尖瓣关闭不全患者，难以作出准确判断。

5. 插入导引钢丝时应注意"J"形导引钢丝的弯曲方向与预计导管的走向应一致，否则会致导管异位或导引钢丝弯曲折叠。

【小结】

CVP 是指胸腔内上、下腔静脉的压力。CVP 由 4 种成分组成：①右心室充盈压；②静脉内壁力，即静脉内血容量；③作用于静脉外壁的压力，即静脉收缩压和张力；④静脉毛细血管压。CVP 高低，主要反映右心室前负荷和血容量。与静脉张力和右心功能有关，不能反映左心功能。这因为三尖瓣和肺动脉瓣对中心静脉血流有阻碍作用。以及肺循环阻力的改变，使来自左心的压力衰减。

CVP 正常值为 5～12cmH$_2$O。小于 2～5cmH$_2$O 表示右心充盈不佳或血容量不足，大于 15～20cmH$_2$O 表示右心功能不良。当患者出现左心功能不全时，单纯测 CVP 失去意义。CVP 监测是反映右心功能的间接指标，对了解循环血量和右心功能具有十分重要的临床意义，对指导治疗具有重要的参考价值，特别是持续监测其动态变化，比单次测量更具有指导意义。

（六）多参数（心电）监护仪监测技术

【目的】

1. 监测患者心率、心律变化。

2. 监测患者血压变化。

3. 监测血氧饱和度，了解机体缺氧状况。

【操作前的准备】

1. 患者准备　用肥皂和水彻底清洁皮肤，除去皮屑和油脂，必要时，去除电极放置处的体毛。

2. 监护仪器准备，确定监护仪电源接通，试机能正常运转，检查导联，传感器导线是否正常。

3. 将脉搏血氧饱和度传感器及导线与多参数监护连接。

4. 尺寸合适的血压监护袖带。

【方法和过程】

1. 检查监护仪功能及导线连接是否正常。

2. 将心电监测电极板连接至监测仪导联线上，按照监测仪标识要求贴患者胸部正确位置，避开伤口，必要时应当避开除颤部位。

3. 放置尺寸合适的血压监护袖带。

4. 将脉搏血氧饱和度传感器放于患者手指、足趾或耳廓处，使其光源透过总部组织，保证接触良好。

5. 设定报警范围　应根据患者的具体情况设定报警上下限，常规设置为：心率报警范围 60～100 次/分，设定心率报警上限不要比患者心率多出 20 次/分，收缩压报警范围 90～160mmHg（12～21.3kPa）；平均压报警范围 60～110mmHg（8～14.7kPa）；呼吸报警范围 8～30 次，氧饱和度报警范围 90%～100%。

【小结】

ICU 病房应配有多功能床边监护仪，一机能监测多项指标，能及时了解危重患者病情变化情况，以便及时采取相应措施救治患者。

（七）肾浓缩－稀释功能测定

【目的】

1. 监测昼夜尿相对密度，昼夜尿量。

2. 监测肾小管重吸收功能。

【操作前的准备】

比重计、尿容器、尿量器。

【方法和过程】

1. 在试验 24h 内患者应保持日常的饮食卫生习惯。

2. 晨 8 时排尿，自晨 8 时至晚 8 时，每 2h 留尿一次，共 6 次（为昼尿量）；自晚 8 时至次日晨 8 时的尿量为夜尿量。

3. 分别测定尿量和尿相对密度。

【小结】

肾浓缩和稀释尿液的功能主要在远曲小管和集合管实现，因而浓缩稀释试验是测定远曲小管功能的敏感指标。

正常昼尿量与夜间尿量之比为（3~4）：1，夜间 12h 尿量应少于 750ml，最高的一次尿相对密度应在 1.020 以上，最高尿相对密度与最低尿相对度度之差应大于 0.009。

夜尿量超过 750ml 常为肾功能不全的早期表现；昼间各份尿量接近，最高相对密度低于 1.018，表示肾脏浓缩的功能不全；当肾功能损害严重时，尿相对密度固定在 1.010 左右（等张尿）。

（叶 茂）

实训二 心肺脑复苏术

【目的】

熟悉掌握基础生命支持、进一步生命支持方法，学会延续生命支持和复苏后的监护。

【适应证】

患者心跳骤停和呼吸停止。

【操作前准备】

心肺复苏模拟人，急救包，抢救药品如肾上腺素、阿托品、5% 碳酸氢钠等，硬木板，除颤器，消毒纱布，生理盐水。

【操作过程】

1. 将患者（复苏模拟人）仰卧位置于硬木板上，双臂置于躯干两侧。

2. 迅速判断有无意识障碍（呼叫），心跳骤停（触摸颈动脉搏动或股动脉），并观察有无呼吸运动。

3. 实施胸外心脏按压。

（1）**按压部位** 胸骨上 2/3 与下 1/3 交界处或切迹上方 2 横指。

（2）**按压方法** 术者以左手掌根部置于按压部位，右手掌交叉重叠于此掌背上，或将右手的手指交错插入左手手指间，使两手手指交叉抬起脱离胸壁，两肘伸直，用肩臂部力量垂直向下使胸骨下压，然后放松，掌要不离开胸壁。

（3）按压频率　成人 100 次/分。

（4）按压深度　成人 5cm。

（5）按压和放松的时间　相等。

（6）注意事项如下。

①心脏按压必须同时配合人工呼吸，胸外按压与人工呼吸的比例为 30：2，每个周期为 5 组 30：2 的 CPR，时间大约是 2min。

②按压期间密切观察患者有无大动脉搏动，并观察口唇、皮肤和瞳孔的变化。

③如用电脑控制的心肺复苏模拟人，则边操作、边注意语音提示和屏幕显示，判断操作是否正确。

4. 开放气道。首先松开患者衣领及裤带，挖出口中异物；然后按头后仰法、仰头抬颏法或抬下颌法等方法防止舌后坠，保持呼吸道通畅。

5. 实施口对口人工呼吸。急救者一手将患者的下颏向上向后抬起，使头后仰，另一手按于前额，拇指和示指捏闭患者鼻孔，不使其漏气；深吸一口气后紧贴患者口部用力吹气，看到患者胸部隆起（为预防感染，吹气前可在口唇上放一块消毒纱布）。吹气停止后，放开鼻孔，稍抬头部并侧转换气，同时松开捏鼻的手，让患者胸部依其弹性而回缩，使气体从口鼻呼出。

6. 进行电击除颤

（1）检查好器械，如除颤器等，连接心电图机及示波器。

（2）接好除颤器电源并充电，单相波除颤首次电击能量为 360J；双相波除颤首次电击能量为 150J 或 200J。

（3）将电击板涂好导电膏或包上纱布并蘸上生理盐水。

（4）暴露"患者"的胸前。将电击电击板分别放于胸骨右缘第 2~3 肋间和心尖部与皮肤紧密接触。

（5）放电后立即通过示波器观察患者的心律。如不成功，做 5 组 CPR 再检查心律。

（6）电击时所有在场人员不要接触患者身体。

7. 护士在操作过程中建立静脉通路，协助操作。

【操作后护理】

上面为基础生命支持中的"CAB"步骤，没有进一步生命支持和延续生命支持阶段。因此要一丝不苟加强护理，密切观察病情变化，采取进一步措施。

【注意事项】

1. 判断要迅速，操作要准确、果断，一旦有心跳骤停和呼吸停止，立即开始复苏。

2. 胸外心按压要平稳、规律，力量均匀、适度。

3. 操作过程中要镇静而不慌乱，先启动 EMSS，再按"CBA"进行抢救。

4. 要密切合作，体现出团队精神。

5. 电击时要防止其他抢救人员触电，密切观察除颤的效果和局部皮肤有无烧伤等并发症，并做好抢救的准备。

（程忠义）

实训三 急性中毒患者的救护

【目的】

1. 通过临床见习、模拟练习和病例讨论，掌握急性中毒患者的护理评估、护理问题、护理措施和健康指导。

2. 在教师指导下，学会整理、分析病历资料，并提出护理问题、制定相应的护理措施。

3. 学会对急性中毒患者进行健康指导，关心、体贴患者，鼓励患者树立战胜疾病的信心。

【操作前准备】

1. 环境准备 清洁、安静、温暖。

2. 患者准备 向患者核对、解释实验的目的、意义、过程和所需时间，消除患者的紧张和焦虑情绪。

3. 用物准备 各种急救用品和器械如洗胃机、呼吸机、听诊器、血压计等，模拟人，病历资料。

（1）患者，女性，36岁，昏迷1h。患者1h前因与家人吵架，自服农药一瓶，5min后出现腹痛、恶心，并呕吐一次，呕吐物有大蒜味，逐渐神志不清，家人发现后急诊来院，大小便失禁，出汗多。既往体健，无心肝脾肺史，无糖尿病史，无药物过敏史，月经史、个人史及家族史无特殊。查体：体温36.5℃，脉搏60次/分，呼吸31次/分，血压110/85mmHg。神志不清，呼之不应，压眶上有反应。皮肤湿冷，肌肉颤动。巩膜无黄染，瞳孔呈针尖样，对光反射减弱，口角流涎。双肺叩诊音清，听诊闻及哮鸣音和散在湿啰音。心浊音界不大，心率60次/分，律齐，无杂音。腹平软，肝脾未触及。双下肢无水肿。辅助检查：血Hb 120g/L，WBC 7.2×10^9/L，N 68%，L 30%。

（2）患者，男性，65岁，昏迷半小时。半小时前晨起后患者儿子发现其呼之不醒，无呕吐物，室内有一煤火炉，患者一人独住，昨晚一切正常，未服用任何药物，室内无异常药瓶。无心肝脾肺史，无糖尿病史，无药物过敏史。查体：体温36.8℃，脉搏99次/分，呼吸24次/分，血压160/95mmHg。昏迷，呼之不应。皮肤黏膜无出血点，浅表淋巴结未触及，巩膜无黄染。瞳孔等大，直径3mm，对光反射灵敏。口唇樱桃红色，颈软，无抵抗，甲状腺（－）。心界不大，心率99次/分，律齐，无杂音。双肺叩诊音清，未闻及啰音。腹平软，肝脾未触及。克氏征（－），布氏征（－），双巴氏征（＋），四肢肌力对称。辅助检查：血 Hb 130g/L，WBC 6.8×10^9/L，N 66%，L 28%；尿常规（－）；ALT 38U/L，TP 68g/L；Scr 98μmol/L，BUN 6mmol/L；血 K^+ 4.0mmol/L，Na^+ 140mmol/L，Cl^- 98mmol/L。

（3）患者，女性，40 岁，农民，昏迷 3h。患者昨晚 7 时口服甲丙氨酯（安宁）200 片，其丈夫发现时已昏迷，于晚 10 时来急诊来院。查体：体温 37.5℃，脉搏 120 次/分，呼吸 30 次/分，血压 60/40mmHg。深昏迷，皮肤发花，口唇发绀，口吐白沫。双肺布满中小水泡音及痰鸣音。心音低钝，心率 120 次/分，律整。脉搏细弱，四肢末梢发凉。尿少，肝脾未触及，其他检查无异常。

【操作过程】

1. 教师选择合适的住院患者或模拟人，提供病历资料。

2. 学生每 5 人为一组，对中毒患者或模拟人进行护理评估。

3. 教师巡回指导，及时发现并纠正学生的错误，培养学生良好的职业习惯。

4. 每组选一代表进行发言，其他学生补充，指导教师进行点评。

5. 以小组为单位，对采集的病历资料进行整理、分析并书写护理病历。

6. 分组针对病历资料提出护理问题，制定护理措施。

7. 每组学生选一代表发言，其他学生和指导教师点评。

【小结】

通过临床实习、模拟练习和病例讨论，对实验内容进行总结，指导学生进一步掌握急性中毒患者的护理评估、护理问题、护理措施和健康指导。

（王雪芹　宫春梓）

实训四 常用救护技术及护理

一、气管切开术

【目的】

1. 掌握气管切开术的适应证和禁忌证。

2. 学会气管切开术的操作方法和术后护理。

【适应证】

有气管异物、需迅速解除呼吸道异物，需要较长时间应用呼吸机辅助呼吸的患者；预防性气管切开。

【禁忌证】

切开部位以下病变引起的呼吸道梗阻或出血性疾病患者。

【操作前准备】

1. 患者准备 消除紧张恐惧情绪，做普鲁卡因皮试。

2. 环境准备 要求安静、整洁，适宜，无对流风。

3. 物品准备 气管切开包、无菌手套、皮肤消毒用品、1%普鲁卡因、生理盐水、吸引器、吸痰管等。

【操作过程与护理配合】

1. 体位 患者仰卧，肩部垫小枕使头后仰，并固定于颈仰卧位，严重呼吸困难不能平卧者，取半卧位，头略后仰。

2. 消毒、麻醉 颈部常规消毒，操作者戴无菌手套，铺无菌孔巾，用1%普鲁卡因作局部浸润麻醉。

3. 切开皮肤皮下组织 以左手拇指、中指固定甲状软骨，示指置于环状软骨上方，右手持刀在颈前正中线上自环状软骨到胸骨上凹上约1~1.5cm处，作一3~5cm长切口；分离皮下组织、肌肉，暴露气管。

4. 切开气管 切开第3、4或第4、5气管软骨环，撑开切口，吸出气管内分泌物及血液。

5. 插管及固定 插入合适的气管套管，将套管的带子固定于颈后。

【术后护理】

1. 及时更换伤口敷料、保持伤口周围皮肤的清洁干燥。

2. 牢固固定气管套管。

3. 堵管期间密切观察患者的呼吸，严防堵塞栓子吸入气管，如全堵24~48h后患者呼吸平稳、发音正常即可拔管。

4. 保持气道通畅湿润。

5. 气管切开患者吸氧时，不可将导管直接插入套管内，可用氧罩或"T"字型管；金属套管每4~8h更换一次并清洗消毒，内套管取出时间不能超过30min。

【注意事项】

1. 严格掌握适应证和禁忌证。

2. 切口要保持在前正中线上。

3. 术前慎用镇静剂。

4. 严禁切断第1气管软骨和环状软骨。

5. 进刀时用力适度，要防穿透气管后壁伤及食管。

6. 床头应备有吸引器、血管钳、气管切开包、氧气等，以防气管套管阻塞或滑脱时紧急使用。

【小结】

气管切开是开放气道的一项抢救技术，它可保证有效通气，方便吸痰、气管内给药、加压给氧等。通过在模型上的练习熟练掌握气管切开术的操作方法及护理。养成关心患者、爱护患者习惯，操作过程严格执行无菌规则，动作协调准确。

二、卷轴绷带包扎法

【目的】

通过练习熟练掌握卷轴绷带包扎的操作方法、护理、注意事项。

【适应证】

开放性伤口。

【操作前准备】

1. 环境准备 光线充足、温度适宜，安静清洁。

2. 患者准备 核对、解释，消除紧张和恐惧。

3. 用物准备 根据包扎部位的不同选取干燥、清洁，不同规格的绷带。

【操作过程与护理配合】

1. 维持患者舒适体位，肢体保持功能位。

2. 先清创换药再行包扎。

3. 将绷带从伤口远心端开始作环形重叠缠绕2周，然后后一圈压住前一圈1/2～1/3，伤口包扎完毕同样作环形重叠缠绕两周，最后将绷带中间剪开分成两头，打结固定。

【操作后护理】

抬高患肢；密切观察肢端的血运情况。

【注意事项】

保持肢体功能位。皮肤皱褶处用衬垫保护。选宽度适宜的绷带。包扎时用力均匀、松紧适度。包扎应从伤口远心端开始，但要暴露肢端。

【小结】

包扎是外伤急救常用的方法，具有保护伤口、减少污染、固定敷料、压迫止血等有利于伤口早期愈合的作用。通过练习熟练掌握其操作方法、护理及注意事项。动作轻柔，防止造成患者损伤，养成心爱护患者的良好习惯。

三、固定法

【目的】

通过练习熟练掌握固定的操作方法、护理、注意事项。

【适应证】

骨折的急救。

【操作前准备】

1. 患者准备 核对、解释，消除紧张和恐惧。

2. 用物准备 固定材料中最理想的是夹板，如现场没有，可用竹板、木棒等代替；另需准备毛巾、绷带、三角巾等。

【操作过程与护理配合】

骨折固定一般根据不同部位选用不同的方法、材料。

1. 肱骨骨折 用一长夹板置于上臂外侧，另一短夹板放于上臂前内侧，在骨折部位上下两端固定，屈曲肘关节成90°，用三角巾将上肢悬吊，固定于胸前。

2. 前臂骨折 让伤员屈肘90°且拇指向上；取两块夹板（长度超过肘关节至腕关节），分别置于前臂掌、背两侧，然后用绷带固定，再三角巾将前臂悬吊于胸前。

3. 大腿骨折 取长夹板（长度自腋下或腰部至足跟）置于伤腿外侧，另一夹板（长度自大腿根部至足跟）放于伤腿内侧，用三角巾或绷带分段将夹板固定牢固。

4. 小腿骨折 取两块夹板（长度自大腿根部至足跟）分别置于伤腿内、外侧，用三角巾或绷带分段将夹板固定牢固。

5. 脊柱骨折 让伤员平直仰卧于硬板上，不使移位，必要时可用绷带将伤员固定于木板上使脊柱保持中立位。

【操作后护理】

加强基础护理，密切观察肢端的血运情况及患者的生命体征。

【注意事项】

1. 骨折患者应先抢救生命，包扎、止血，然后再固定骨折部位。

2. 开放性骨折如有骨端外露，切不可将其送回伤口，以免发生感染。

3. 夹板长度须超过上、下两个关节骨折部位的上、下两端及上、下两个关节均发固定牢固。

4. 夹板与皮肤间应加棉垫使各部位受力均匀且易固定。

5. 肢端必须外露以观察末梢循环情况。

6. 固定中避免不必要的搬运，不可强制伤员进行各种活动。

【小结】

固定是针对骨折的急救措施。通过固定可限制骨折部位的移动，从而减轻伤员的疼痛，避免新的损伤发生，还可用于防治休克，便于搬运。通过学生相互操作进行练习，进一步熟练掌握其操作方法、护理及注意事项。操作时防止造成患者损伤，养成关心爱护患者的良好习惯。

四、搬运法

【目的】

1. 及时、迅速、安全地将患者转运至安全地方，防止再次受伤。

2. 通过练习熟练掌握固定的操作方法、护理及注意事项。

【操作前准备】

1. 患者准备 核对、解释，消除紧张和恐惧。

2. 用物准备 根据患者的病情选择合适的搬运工具。

【操作过程与护理配合】

（一）徒手搬运法

1. 单人搬运法 适用于病情较轻路程较近的患者，方法如下。

扶持法：适用于病情较轻、能够行走的患者。

抱持法：救护者一手托患者背部，一手托患者大腿，将其抱起转运。

背负法：救护者将患者背起运送，胆胸部创伤患者不宜用此法。

2. 双人搬运法 适用于病情较轻路程较近但体重较重的患者。方法有：椅托法、拉车法、平抬法等。

3. 三人搬运或多人搬运法 适用于路程较近但体重很重的患者。

（二）担架搬运法

1. 昏迷或有呕吐窒息危险的患者 使患者侧卧或俯卧于担架上，头偏向一侧。

2. 脊柱损伤患者 应由3人或4人同侧托起患者的头部、肩背部、腰臀部、双下肢，平放于硬质担架或硬板上。

3. 骨盆损伤患者 用三角巾将骨盆作环形包扎，搬运时使患者仰卧于硬板或硬质担架上，双膝略弯曲其下垫枕。

4. 身上带有刺入物的患者 先包扎好伤口，固定好刺入物方可搬运。

5. 有腹部内脏脱出的患者 应首先使患者双腿屈曲，腹肌放松，仰卧于担架上。少量肠管脱出者应先用清洁的碗或盆子扣住内脏，再用三角巾包扎固定。切忌回纳肠管。大量肠管脱出者，立即还纳入腹腔防止休克发生。包扎后患者应保持仰卧，下肢屈曲并做好腹部保温。

【操作后护理】

加强基础护理，密切观察病情变化，发现异常及时配合处理。

【注意事项】

固定牢固；体位安全舒适，注意保暖；动作协调一致，颈椎损伤患者应由专人牵引其头部；做好抢救、观察、监护的记录。

【小结】

搬运是外伤急救常用的方法，现场搬运伤员的目的是为了及时、迅速、安全地将伤员转运至安全地方，防止再次受伤。因此，正确搬运是急救成功的重要环节。学生通过练习熟练掌握其操作方法、护理及注意事项。

五、橡皮止血带止血法

【目的】

通过练习熟练掌握止血带止血的操作方法、护理及注意事项。

【适应证】

四肢创伤经压迫止血不能控制的大出血。

【操作前准备】

1. 患者准备　核对、解释，消除患者紧张和恐惧。

2. 用物准备　取长 0.6m，直径 1cm 的橡胶管一根，软织物衬垫。

【操作过程与护理配合】

抬高患肢将包织物衬垫于伤口近心端的皮肤上，其上用橡皮带紧缠肢体 2～3 圈，橡皮带的末端压在紧缠的橡皮带下面即可。

【操作后护理】

抬高患肢，密切观察肢体无端的血供情况。

【注意事项】

1. 止血带压力适当，以出血停止远端不能摸到动脉搏动为好。

2. 止血带应有明显标记及时间记录。

3. 上止血带时间不能过长，应 1～2h 放松一次，每次 2～3min。

4. 不能用电线、铁丝或绳索代替止血带止血。

5. 前臂和小腿不适于用止血带止血。

【小结】

止血带止血对四肢创伤经压迫止血不能控制的大出血可进行止血。通过模型上对止血带止血的操作练习，进一步熟练掌握其操作方法、护理及注意事项。特别注意操作，防止造成患者的损伤。

（王彩霞）

教学大纲

一、目标任务

根据国务院、卫生部、人力资源社会保障部在 2008 年颁布的《护士条例》、《护士执业注册管理办法》、《护士执业资格考试办法》的精神，护士岗位实行准入制度，护士必须通过执业资格考试，才能申请执业注册，从事护理工作。护理专业学生在学校学习成绩合格，取得毕业证，才具备参加执业资格考试的条件，因此，现代医学教育要求我们培养的学生不仅要学好基本知识、掌握基本理论、学会基本操作，还要取得执业资格。这就把接受中等卫生职业教育的学生和接受高等教育的学生放置在同一起跑线上，提高了中等卫生职业教育的要求，也加大了教学难度；怎样才能使学生既取得毕业证，又能顺利通过执业资格考试，取得执业资格，这就是我们编写此教材的目的。书中在介绍知识的同时，指出了常见的护士执业资格考试考点、增加了练习题，帮助提醒学生加深记忆。

二、编写说明

《急救护理技术》是中等卫生职业教育护理专业、助产专业一门重要的临床专业课程，书中主要介绍了急诊科常见疾病的整体护理方法，预防保健所必须的基本理论、基本知识、基本技能，要求学生在学完后能够树立以患者为中心的护理理念，养成遵循护理程序的思维方式，顺利通过护士执业资格考试，利用所学知识与技能开展临床及社区整体护理。

本课程建议在第四学期开设，总学时 36 学时，其中理论 26 学时，实训 10 学时。

三、教学时数分配

单元	内容	理论	实训
第一单元	绪论	2	
第二单元	重症监护技术	2	2
第三单元	心肺脑复苏患者的护理	3	
第四单元	休克患者的护理	4	2
第五单元	多器官功能障碍综合征患者的护理	1	
第六单元	理化因素急性损伤患者的护理	6	2
第七单元	输液（血）反应患者的护理	2	
第八单元	常见急危重症患者救护	4	

单元	内容	理论	实训
第九单元	常用救护技术及护理	2	4
合计		26	10

四、理论教学内容及要求

第一单元 绪论

【目的要求】

1. 掌握急救护理的概念，掌握院外急救的原则，现场评估、救护以及转运与途中的监护。

2. 熟悉急救护理的工作范畴，院外急救的性质、特点、任务。

3. 了解急救护理的形成和发展，院外急救的组织体系。

【讲授内容】

1. 概述。

2. 院外急救及护理。

3. 医院急诊科管理。

【教学方法】

理论讲授。

第二单元 重症监护技术

【目的要求】

1. 掌握常用重症监护技术，ICU 患者的收治程序、对象与治疗原则。

2. 熟悉监护内容，ICU 感染控制。

3. 了解 ICU 设置、管理。

【教学内容】

1. 监护内容及分级。

2. 重症监护病房（ICU）的设置与管理。

3. 常用重症监护技术。

【教学方法】

理论讲授、实训。

第三单元 心肺脑复苏患者的护理

【目的要求】

1. 掌握心跳骤停的表现、诊断方法，掌握初期复苏方法。

2. 熟悉心跳骤停的病因、类型、临床表现，后期复苏方法，儿童复苏的特点。

3. 了解复苏后支持方法。

【教学内容】

1. 心跳骤停的病因、类型、临床表现。

2. 心肺脑复苏术。

3. 复苏后的监护与护理。

【教学方法】

理论讲授、实训。

第四单元　休克患者的护理

【目的要求】

1. 掌握休克的概念，休克的临床表现、治疗原则及护理措施。

2. 熟悉休克的病理生理。

3. 了解休克的病因与分类、辅助检查。

【教学内容】

1. 概述。

2. 休克患者的护理。

【教学方法】

理论讲授，病例讨论。

第五单元　多器官功能障碍综合征患者的护理

【目的要求】

了解多器官功能障碍综合征特点，MODS 患者的护理。

【教学内容】

1. 概述。

2. MODS 患者的护理。

【教学方法】

理论讲授。

第六单元　理化因素急性损伤患者的护理

【目的要求】

1. 掌握创伤、中暑、淹溺、触电救治原则和护理措施；掌握中毒的护理评估、护理措施，掌握有机磷农药中毒、一氧化碳中毒的救护。

2. 熟悉中毒的发病机制，创伤、中暑、淹溺、触电的护理评估，镇静催眠药中毒，强酸、强碱类中毒的救护。

3. 了解创伤、中暑、淹溺、触电病因和发病机制。

【教学内容】

1. 创伤患者的护理。

2. 常见急性中毒患者的护理。

3. 中暑患者的护理。

4. 淹溺患者的护理。

5. 触电患者的护理。

【教学方法】

理论讲授、实训，配合多媒体教学。

第七单元　输液（血）反应患者的护理

【目的要求】

1. 掌握输液时发热反应、过敏反应、急性肺水肿的护理评估和救护，掌握常见输血时过敏反应、溶血反应的护理评估和救护。

2. 熟悉输液时发热反应、过敏反应、急性肺水肿的发病机制，输血时非溶血性发热反应的护理。

3. 了解输液时空气栓塞、肺栓塞的护理，了解输血时细菌污染反应、与大量快速输血有关的反应的护理、了解输血时可传播的疾病。

【教学内容】

1. 常见输液反应及护理。

2. 常见输血反应及护理。

【教学方法】

理论讲授。

第八单元　常见急危重症患者的救护

【目的要求】

1. 掌握昏迷、超高热危象、急腹症患者的救护。

2. 熟悉昏迷、超高热危象、急腹症患者的护理评估。

3. 了解昏迷、超高热危象、急腹症发病机制。

【教学内容】

1. 昏迷患者的救护。

2. 超高热危象患者的救护。

3. 急腹症患者的救护。

【教学方法】

理论讲授、实训、配合多媒教学。

第九单元 常用救护技术及护理

【目的要求】

1. 掌握气管切开术、气管内插管术、环甲膜穿刺术、颈内静脉穿刺术的操作及护理。

2. 熟悉气管切开术、气管内插管术适应证和禁忌证，锁骨下静脉穿刺术，动脉穿刺术的操作及护理，熟悉抗休克裤的使用。

3. 了解休克裤概述、适应证和禁忌证。

【教学内容】

1. 气管内插管术。

2. 气管切开术。

3. 环甲膜穿刺术。

4. 血管穿刺术。

5. 外伤止血、包扎、固定与搬运。

6. 抗休克裤的应用。

【教学方法】

理论讲授、实训、配合多媒体教学。

五、实训教学内容及要求

1. ICU 的管理、感染控制和重症监护技术（教学时间 2 学时）

【目的要求】

熟悉掌握急诊科的设置与管理和 ICU 的管理、感染控制，学会观察重症监护技术。

2. 心肺脑复苏术（教学时间 2 学时）

【目的要求】

熟悉掌握基础生命支持、进一步生命支持方法，学会延续生命支持和复苏后的监护。

3. 急性中毒患者的救护（教学时间 2 学时）

【目的要求】

熟悉掌握急性中毒患者的评估、救治与护理，学会运用相关知识取得患者的支持和配合。

4. 常用救护技术及护理（教学时间 4 学时）

【目的要求】

熟悉掌握气管切开术、气管内插管术、颈内静脉穿刺术的护理，学会环甲膜穿刺术、锁骨下静脉穿刺术、动脉穿刺术的操作及护理，抗休克裤的使用。

（程忠义）

参考答案

第一单元

1. E 2. D 3. E 4. E 5. A 6. A 7. E 8. A 9. E 10. H 11. E 12. E 13. C

14. E 15. E 16. E 17. D 18. C

第二单元

1. C 2. B 3. D 4. D 5. C 6. B 7. A 8. B 9. A 10. C 11. C 12. C 13. D

14. B 15. C 16. E 17. B 18. E

第三单元

1. B 2. B 3. D 4. E 5. E 6. E 7. C 8. A 9. C 10. C 11. E 12. A 13. C

14. A 15. C 16. D 17. B 18.　E 19. C

第四单元

1. C 2. C 3. E 4. D 5. E 6. C 7. C 8. C 9. D 10. D 11. E 12. A 13. C

14. D 15. B 16. A 17. C 18. B 19. D 20. A 21. C 22. B 23. B 24. A 25. E

第五单元

1. C 2. E 3. A 4. A 5. E 6. E 7. B

第六单元

1. A 2. E 3. D 4. D 5. B 6. E 7.　B 8.　C 9.　A 10. D 11. C 12. E

13. E 14. E 15. B 16. B 17. C 18. A 19. E 20. E

第七单元

1. B 2. D 3. A 4. B 5. E 6. E 7. E 8. D 9. E 10. D 11. D 12. D 13. A

14. D

第八单元

1. A 2.　A 3. D 4. E 5. B 6. B 7. C 8. B 9. E 10. E 11. A 12. E

13. B 14. D 15. D 16. C 17. B 18. E 19. C 20. D 21. E 22. C 23. A

24. B 25. D 26. E 27. D 28. C

第九单元

1. A 2.　A 3. D 4. B 5. D 6. C 7. B 8. E 9. B 10. B11.　E 12. D

13. C 14. B 15.　C 16. D 17. A 18. B

参 考 文 献

[1] 沈洪. 急诊医学. 北京：人民卫生出版社，2008.

[2] 杨丽丽. 急救护理学. 第2版. 北京：清华大学出版社，2011.

[3] 韩春玲，杨辉. 急救护理学. 北京：人民卫生出版社，2007.

[4] 陶红. 急救护理学. 北京：高等教育出版社，2010.

[5] 傅一明. 急救护理技术. 第2版. 北京：人民卫生出版社，2008.

[6] 李晓松. 护理学基础. 北京：人民卫生出版社，2008.

[7] 周秀华. 急危重护理学. 第2版. 北京：人民卫生出版社，2007.

[8] 孙菁. 急重护理学. 北京：人民卫生出版社，2008.

[9] 陶红. 急救护理学. 北京：人民卫生出版社，2008.

[10] 张波，桂莉. 急危重症护理学. 北京：人民卫生出版社，2012.

[11] 周秀华，朱德群. 急救护理学. 北京：中国中医药出版社，2005.

[12] 贾丽萍. 急救护理技术. 西安：第四军医大学出版社，2012.

[13] 郑树森. 外科学. 第2版. 北京：高等教育出版社，2011.

[14] 李晓松. 基础护理技术. 北京：人民卫生出版社，2013.

[15] 谭进. 急救护理. 北京：高等教育出版社，2006.